"Neuroanatomía Clínica hecha ridículamente simple"

Stephen Goldberg, M.D.
Profesor Asociado
Departamentos de Anatomía y Medicina Familiar
Universidad (Escuela de Medicina) de Miami
Miami, Florida

traducido al español por: (con autorización del autor)
Saritza I. Rosado-Rosa M.D.
Universidad Central del Este
San Pedro de Macoris
República Dominicana

MedMaster, Inc., Miami

Hecho en los Estados Unidos de América

Publicado por MedMaster, Inc.
P.O. Box 640028
Miami, Florida 33164, U.S.A.

I.S.B.N. - 0-940780-03-8

A mis padres
y
A Harriet

CONTENIDO

PREFACIO

La Neuroanatomía Clínica Hecha Ridículamente Simple, es un libro destinado a ayudar a los estudiantes de medicina a controlar esa parte de la neuroanatomía que es escencial para el cuidado clínico. Es también de valor práctico para enfermeras y personal paramédico que se enfrentan con problemas neurológicos.

Este libro fue escrito para suplir la necesidad de un resumen corto, pero leíble de la neuroanatomía clínicamente relevante, con ejemplos de casos médicos. Es común que los exámenes neuroanatómicos estén grandemente orientados hacia las ciencias básicas. Estos proveen muchos más detalles de los que son necesarios para enfrentar situaciones neurológicas clínicas. Como resultado, el estudiante se confunde con ese conglomerado de circuitos, siendo incapáz a menudo de ver la neuroanatomía como un todo y siendo incapáz de recordar cuestiones escenciales.

El estudiante requiere de dos tipos de libros, mientras estudia las ciencias básicas. Uno es un libro grande de texto, uno estándard, de referencia que trate la materia como ciencia básica. La Neuroanatomía Hecha Ridículamente Simple, es el segundo tipo de libro; un libro pequeño que enfoca directamente sobre el aspecto clínico pertinente a esa ciencia básica. No es una sinopsis de neuroanatomía; las sinopsis solo condensan un libro grande y son insuficientes para suplir las necesidades de un estudiante de medicina. Los libros pequeños clínicamente orientados, deben eliminar esos aspectos de las ciencias básicas que carecen de significancia clínica y enfatizar esos aspectos vitales para el cuidado del paciente. Por consiguiente, este libro no enfatiza el circuito interno del cerebelo, tálamo y ganglio basal, ya que tales conocimientos no ayudan en gran cosa en el trato de problemas neurológicos. Sin embargo, la organización principal de la medula y el tallo cerebral, son fuertemente enfatizados, dado a que estos conocimientos son vitales en la localización y el diagnóstico neurológico. Los tractos principales de la medula espinal son presentados simultánea en lugar de sucesivamente, para facilitar la comparación entre estos tractos. Tres de las siete categorías de núcleos motores y sensitivos han sido eliminados en esta presentación radicalmente diferente y modificada del tallo cerebral, con solo cuatro categorías de núcleos: somático-motor, visceral-motor, somático-sensitivo y visceral-sensitivo.

La mnemónica y el humor en este libro no tiene la intención de faltarle el respeto a ningún paciente, ni a los investigadores originales. Son utilizados como un recurso educacional, ya que es bien sabido que las mejores técnicas para la memoria envuelven el uso de asociaciones ridículas. Desafortunadamente este recurso no es implementado con mayor frecuencia en la educación médica.

Este libro no pretende reemplazar los textos de referencia estándard pero más bien que sea leído antes o durante el curso de neuroantomía como un texto suplementario, uno que lleve al estudiante al rápido comprendimiento y control de las perspectivas de la neuroanatomía clínica. También resulta un rápido repaso para los Exámenes Médicos (''Boards''), y otros exámenes que tienden a enfatizar aspectos clínicamente relevantes de la neuroanatomía.

En lugar de definiciones (de texto) de todos los términos potencialmente desconocidos, un glosario selecto se incluye en el libro. Preguntas y respuestas clínicamente orientadas también han sido incluídas, no solo como repaso, si no para incluir además alguna información relacionada que no se ha incluído en el texto.

El Dr. Ernest Scharrer, previo a su intempestina muerte, fue mi profesor de neuroanatomía en el Colegio de Medicina de Albert Einstein. El fue un gran profesor, el que podía simplificar los más complicados tópicos. Yo fui afortunado en ser uno de sus estudiantes.

Estoy especialmente endeudado con el Dr. Ronald G. Clark, por su influencia educacional y su estímulo en la preparación de este libro. Quiero agradecer también a los Drs. Donald Cahill y J. Lawton Smith por sus útiles sugerencias y a Ms. Beryn Frank por editar el manuscrito. Mis estudiantes de Neuroanatomía en la clase de 1981 de la Universidad de Medicina de Miami, fueron los primeros en hacer uso de este libro, y les estoy muy agradecido por sus valiosas recomendaciones. La ilustración de la portada fue preparada por Sixten Netzler. Los diagramas del texto son del autor.

Stephen Goldberg

CAPITULO 1. ORGANIZACION GENERAL:

El sistema nervioso central (S.N.C.) incluye el cerebro, cerebelo, tallo cerebral y médula espinal, (Fig. 1), además de algunas estructuras situadas entre el tallo cerebral y el cerebelo, conocidas como: el diencéfalo, (el que incluye todo lo que tenga el nombre "talamo"; ejemplo: el tálamo, el hipotálamo, epitálamo, subtálamo) y el ganglio basal, (que incluye el núcleo caudado, el Globus Pallidus, el putamen, el claustrum y la amigdala.). Afortunadamente, resulta clínicamente poco importante, el tener un conocimiento detallado y específico de las conecciones del diencéfalo y el ganglio basal. Veremos el "porqué" más adelante.

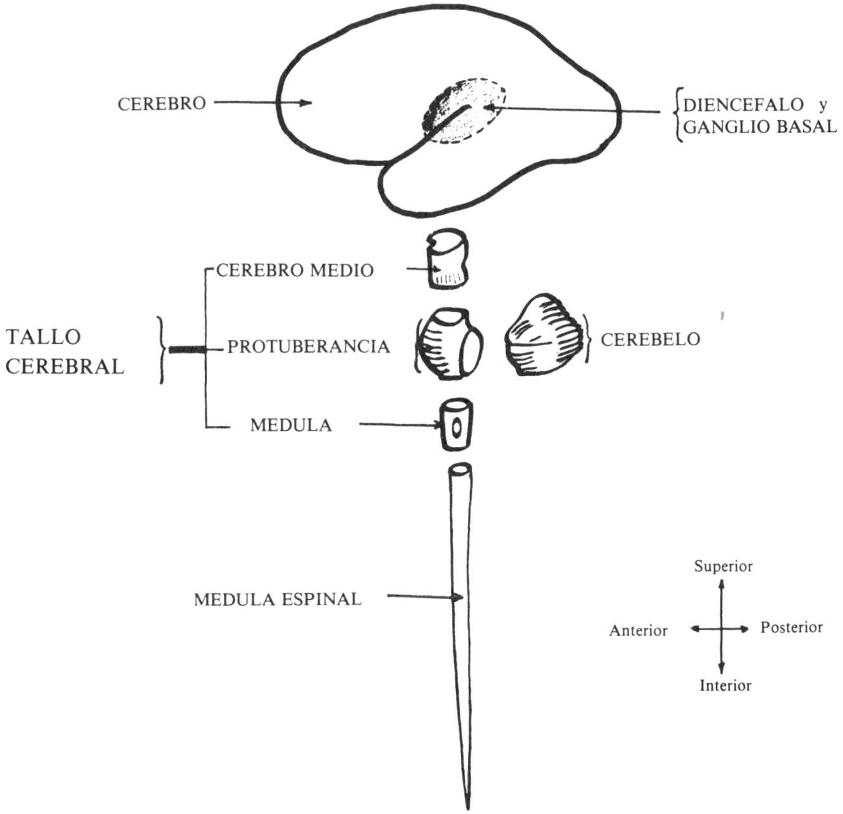

FIGURA 1:
El sistema nervioso central (S.N.C.). Dentro del tallo cerebral y la medula espinal, el eje superior-inferior es sinónimo del eje anterior caudal.

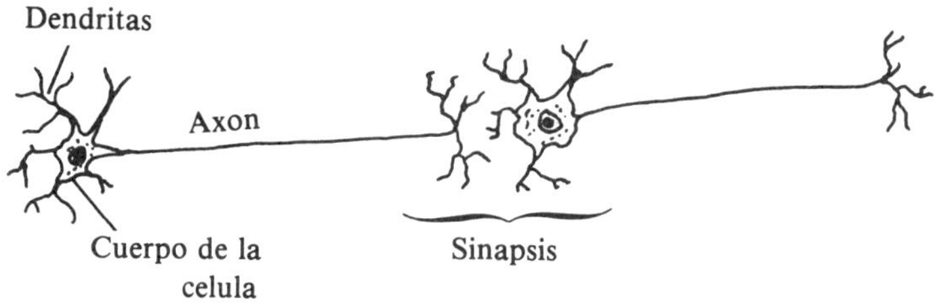

FIGURA 2:
La neurona.

La unidad funcional básica del S.N.C. es la neurona (Fig. 2). Impulsos electrofisiólogicos viajan a través de la neurona, de sus dendritas a las celulas del cuerpo y al axón. La información entonces, es químicamente transmitida a otra neurona a través de una conección (conocida como sinapsis). Una cadena de este tipo de comunicaciones neuronales es conocida como "vía". Dentro del S.N.C. una agrupación de los axones de tales vías, son llamados tractos, fascículos, pedúnculos o lemniscos. Fuera del S.N.C. (Ej: en los nervios periféricos, que comunican el S.N.C. con la piel, músculos y otros sistemas de organos) agrupaciones de estos axones son llamados nervios. De esta forma, inmediatamente se puede apreciar el problema con la Neuroanatomía. Existen muchos nombres para ciertas cosas. Pero la lógica básica de la Neuroanatomía es simple. Debemos tratar de restringir los nombres a un mínimo.

Existen treinta y un (31) pares de nervios espinales y doce (12) pares de nervios craneales. Nótese en la figura 3, que los nervios cervicales de C-1 a C-7 salen por encima de la vertebra correspondiente al número asignado al nervio, pero el nervio cervical ocho (8) y los restantes nervios, salen por debajo de la vertebra correspondiente. Nótese también que la medula espinal es más corta que la columna vertebral, de modo que las raíces de los nervios espinales se extienden en forma de cola una vez dejan la medula espinal. Esta disparidad aumenta a otros niveles de la medula. La medula espinal termina a nivel de la vertebra L-2, pero los nervios L-2 a S-5 continúan en forma de cola, lo que se conoce como "cola de caballo", hasta salir por el agujero de la vertebra correspondiente, (Fig. 3).

La figura 4 muestra la subdivición del cerebro en lobulos, (frontal, parietal, occipital y temporal). Estos son luego subdivididos en protuberancias llamadas circunvoluciones, e indentaciones conocidas como surcos y fisuras, (pequeñas y grandes respectivamente).

El tallo cerebral contiene tres (3) partes; el cerebro medio, protuberancia y medula, (Fig. 1). La protuberancia se recuesta amagulladamente contra el canal bacilar, una región del hueso craneal, que se asemeja a un deslizador y que se extiende hasta el "foramen magnum"; el agujero en la base del cráneo en donde la medula espinal se convierte en tallo cerebral, (Fig. 5).

A veces el tallo cerebral se desliza por el canal bacilar, herniándose por el "foramen magnum". Esto es una condición clínica seria, generalmente resulta de una diferencia de presiones entre la cavidad craneal y la cavidad espinal. Sin embargo, muchos clínicos son muy cautos al extraer líquido cefalorraquídeo en pacientes con una presión intracraneal alta.

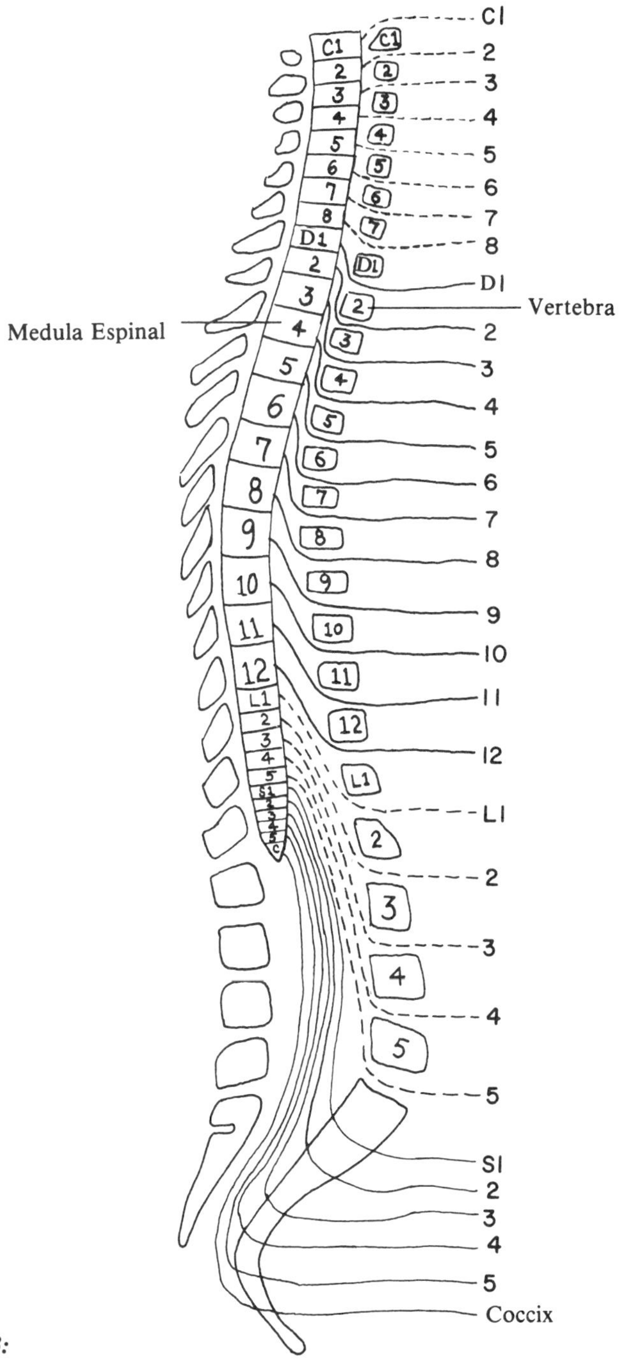

FIGURA 3:

Los nervios espinales. C — vertebras cervicales. D — vertebras dorsales. L — vertebras lumbares. Coccix — nervio coccígeo.

Nótese en la figura 5, la gran proximidad que existe entre el canal bacilar y las camaras nasales. Algunas veces, aunque es raro, tumores invasivos de los conductos nasales corroen y traspasan el canal bacilar y dañan el tallo cerebral. Los tumores

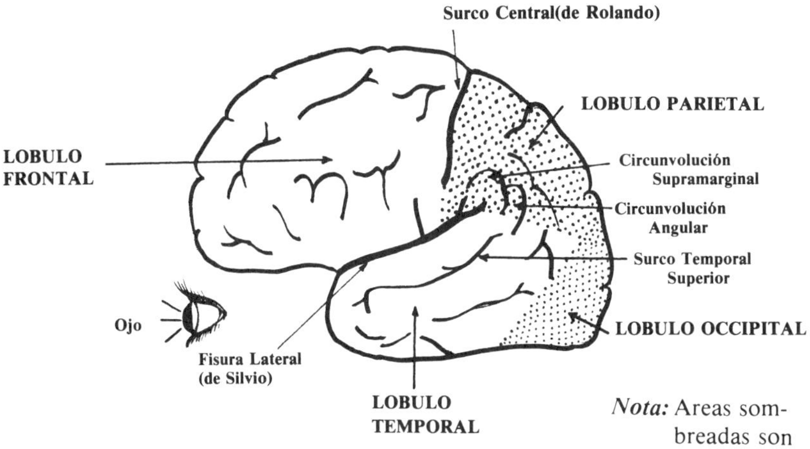

Nota: Areas sombreadas son zonas que contienen líquido cefalorraquídeo.

FIGURA 4: El cerebro.

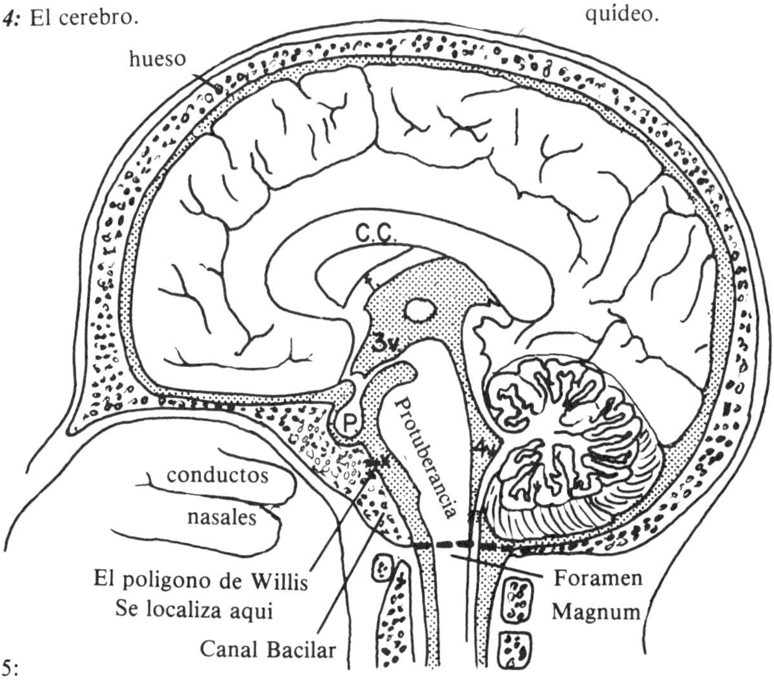

FIGURA 5:

Vista "sagital" del cerebro. CC — cuerpo calloso. f — fornix. 3V — tercer ventrículo. P — glándula pituitaria. 4V — cuarto ventrículo.

pituitarios pueden ser quirúrgicamente alcanzados a través de los conductos nasales, mediante la apertura de un hueco en el hueso esfenoidal, el cual aloja la glándula pituitaria. Esta maniobra se conoce como ''acceso o acercamiento transesfeinoidal''.

CAPITULO 2:

IRRIGACION, MENINGES Y LIQUIDO CEFALORRAQUIDEO:

Dos pares de arterias principales irrigan al cerebro, — las dos carótidas internas y las dos arterias vertebrales-. La arteria vertebral cambia de nombre, a arteria bacilar a nivel de la protuberancia y a arteria cerebral posterior a nivel del cerebro. Ya veremos porqué esto es así, cuando discutamos el polígono de Willis.

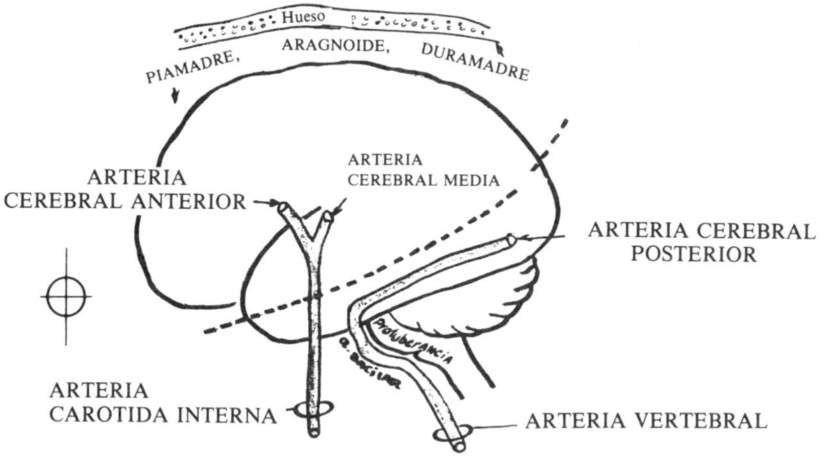

FIGURA 6:
Irrigación de arterias mayores del cerebro.

Nótese la importante línea imaginaria en la figura 6. Esta divide al cerebro en dos areas, una anterior y otra posterior. La arteria carótida interna irriga la parte anterior del cerebro. Una obstrucción de la arteria carótida derecha causa debilidad y pérdida de la sensación en el hemicuerpo izquierdo (un lado del cerebro controla el lado opuesto del cuerpo). Un bloqueo de la circulación por debajo de la línea entrecortada (Fig. 6) afecta la circulación del area visual del cerebro, del tallo cerebral, y del cerebelo y puede resultar en la pérdida de la visión, mareos y otros tipos de problemas.

La arteria carótida interna se divide en dos, que son: la arteria cerebral anterior y la arteria cerebral media. Nótese (Fig. 7) que la arteria cerebral posterior ocupa por debajo de la línea entrecortada el cerebro entero. La arteria cerebral media ocupa solo la superficie lateral del cerebro por encima de la línea entrecortada, mientras que la arteria cerebral anterior ocupa toda la porción central de los hemisferios cerebrales por encima de la línea entrecortada.

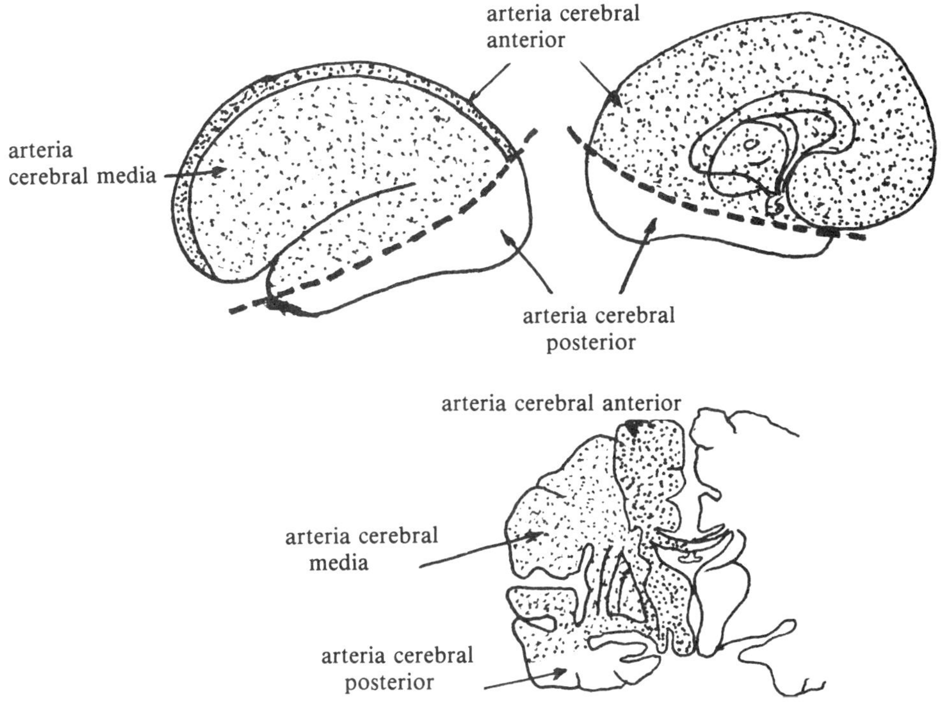

FIGURA 7:

La circulación cerebral de la sangre. (Modificado de DeMyer, W., *Técnicas de la Examinación Neurológica,* McGraw-Hill Book Company, 1974).

El cerebro contiene un hombre al revés llamado "Homunculus", (en inglés se conoce como "HAL" — H, head; A, arm; L, leg.) funcionalmente representado en la corteza cerebral. La extremidad inferior del Homunculus se inclina sobre la parte superior del cerebro (Fig. 8). Por lo tanto, una oclusión de la arteria cerebral anterior producirá una pérdida de la fuerza y sensación en la parte inferior del cuerpo. Mientras que una obstrucción de la arteria cerebral media, afectará predominantemente la fuerza y la sensación en las regiones superiores del cuerpo.

Es posible estudiar radiológicamente la circulación cerebral mediante la inyección de un medio de contraste en una arteria, lo que delineará la circulación cerebral en la placa de rayos-X. Esto revelará si algún vaso se encuentra bloqueado o derramando sangre, o si estos se encuentran en una posición o alguna forma anormal, como resultado de un desplazamiento producido por alguna hemorragia o tumor. Un catéter (tubo inyector) filiforme introducido retrógradamente por la arteria braquial derecha hasta la arteria subclavia a nivel de la arteria vertebral derecha, usandose para liberar o administrar el medio de contraste, que entrará en ambas arterias; la vertebral derecha y la carótida derecha, demostrando de este modo la circulación cerebral anterior y posterior, (Fig. 9). La inyección del medio de contraste en el lado izquierdo, sin embargo, demostrará solo la circulación posterior dado a que la arteria carótida izquierda surge directamente de la aorta. Resulta pues, que el estudio y demostración en radiografía de cierta area determinada, específicamente deseada, depende directamente de la arteria y lado que se seleccione.

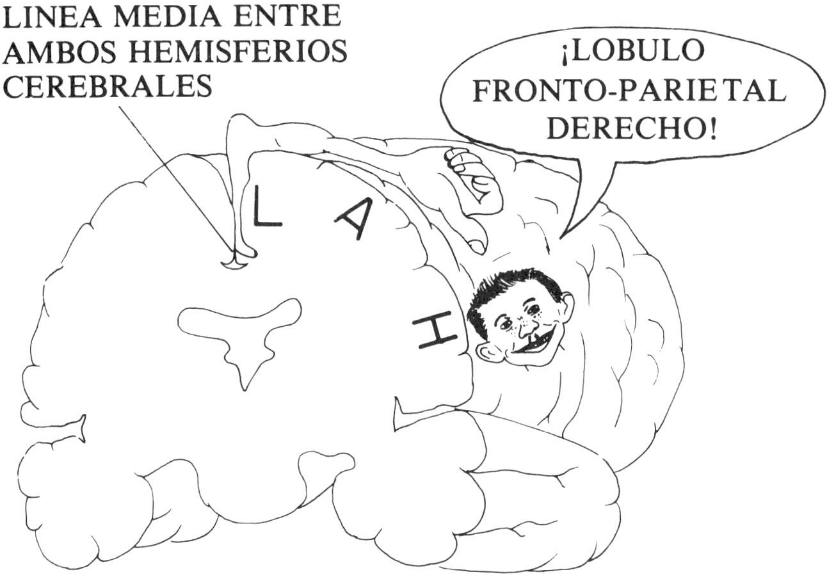

FIGURA 8:

El homunculus. (Modificado de Carpenter, M.B.. *Neuroanatomía Humana,* Companía Williams & Wilkins, Baltimore, Maryland, 1977).

En el cerebro habita una araña feroz. Su nombre es Willis (polígono de Willis). Nótese (Fig. 10), que tiene una nariz, cejas en posición de coraje, de ira; dos chupaderos o bocas; ojos que miran sobresaltados; un corte de pelo que semeja un cepillo; una barba de peluza; ocho patas; una barriga, que según el punto de vista del lector, puede ser delgada (arteria bacilar) o gruesa (la protuberancia, que descansa entre un extremo y el otro de la

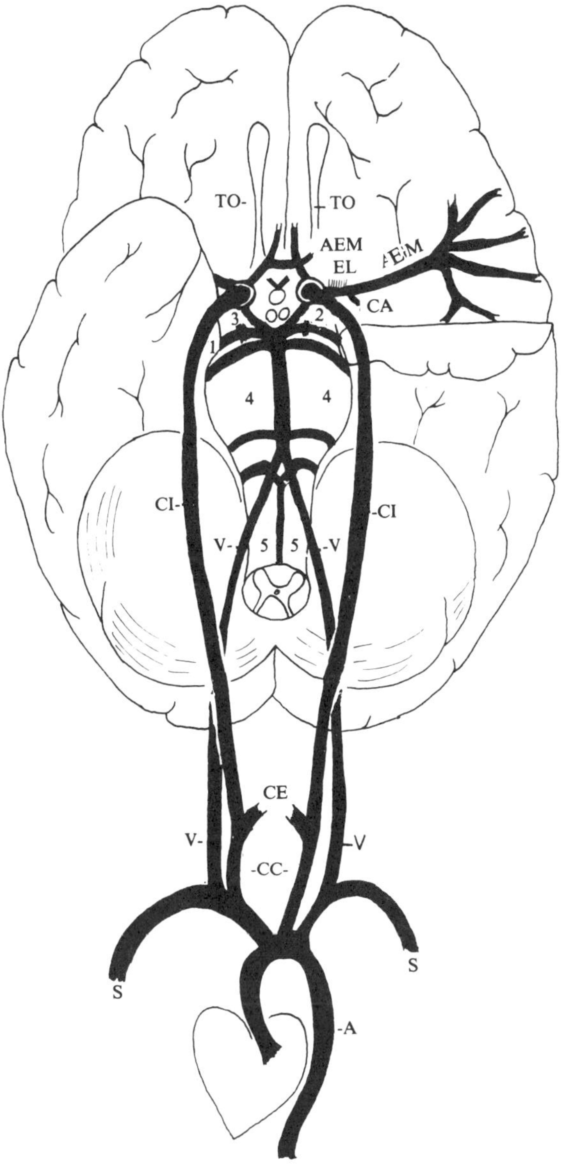

FIGURA 9:

El origen a partir de la Aorta de las arterias intracraneales. TO-tracto Olfatorio. AEM-arteria Estriada Media. EL-arteria Estriada Lateral. CA-arteria Coroidea Anterior. ACM-arteria Cerebral Media. 1-Uncus. 2-Cerebro Medio. 3-tercer par craneal. CI-arteria Carotida Interna. V-arteria Vertebral. 4-Protuberancia. 5-Medula. CE-arteria Carotida Externa. CC-arteria Carotida Común. S-arteria Subclavia. A-arteria Aorta. (Compare esta figura con las figuras 10 y 25).

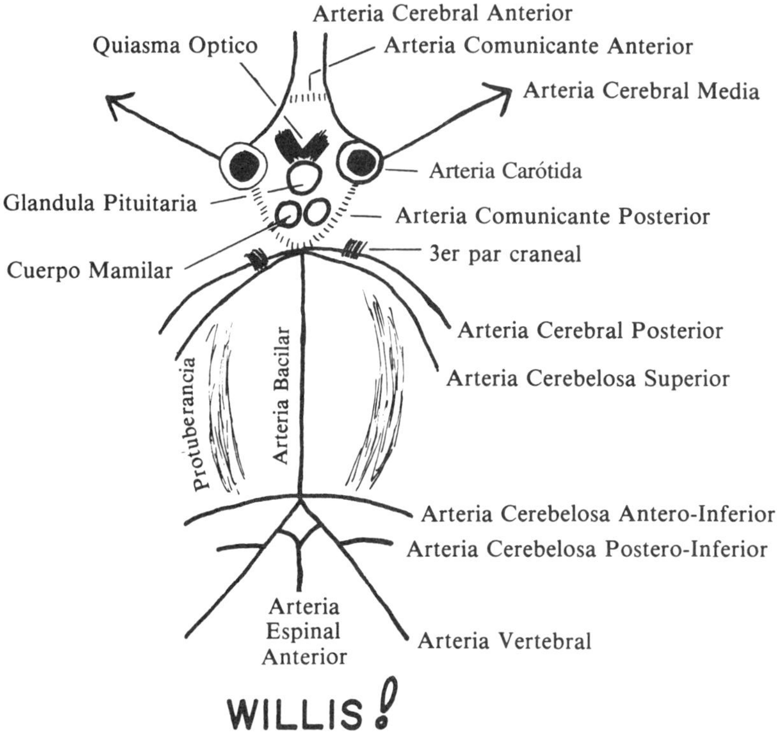

FIGURA 10: WILLIS

arteria bacilar), dos tentáculos en las patas traseras y genitales masculinos. Los nombres en la figura 10 son similares a los de la figura 6, porque son las mismas estructuras, vistas de ángulos diferentes. En la figura 10 el cerebro está siendo visto desde abajo, así que las arterias carotidas están siendo vistas en forma cruzada. La figura 10 también explica el porqué la arteria vertebral cambia su nombre dos veces. Primeramente, las dos arterias vertebrales se fusionan para formar una arteria bacilar. Entonces la arteria bacilar se divide para formar dos arterias cerebrales posteriores.

Una obstrucción de la arteria bacilar al nivel en que ésta se divide en dos arterias cerebrales posteriores producirá una ceguera total, dado a que estas arterias cerebrales posteriores irrigan la corteza visual (vea la figura 35). Una obstrucción de la arteria vertebral, puede producir poca o ninguna dificultad dado a que la irrigación de la arteria vertebral del lado opuesto sería suficiente.

Las dos arterias comunicantes son ilustradas como líneas entrecortadas como en la figura 10, porque el riego sanguíneo no muestra ninguna preferencia en particular en el curso a seguir por uno u otro canal de estos.
Esto es lógico, ya que la sangre normalmente circula a través de ambas arterias; la carotida y la vertebral, igualando las presiones en ambos lados. Sin embargo, un medio de contraste inyectado en la arteria carótida derecha generalmente no cruzará

al lado izquierdo del cerebro através de la arteria comunicante anterior o circulará nuevamente hacia la arteria bacilar através de la arteria comunicante posterior. Todo esto muestra que el cerebro es "listo". Si uno de los vasos mayores se obstruye, las arterias comunicantes actúan como anastomosis.

Pregunta: ¿Cúal de las arterias braquiales usted inyectaría con un medio de contraste, para demostrar en una radiografía ambas circulaciones, la carótida y la vertebral?

Respuesta: La arteria braquial derecha.

Pregunta: ¿Qué lado del cerebro mostraría en radiografía la inyección de un medio de contraste en la arteria vertebral izquierda? ¿El lado izquierdo o el lado derecho?

Respuesta: Ambos lados; el medio de contraste pasa a la arteria bacilar y entonces a las dos arterias cerebrales posteriores.

"Willis" tiene axilas belludas; el tercer par craneal emerge entre la arteria cerebral posterior y la arteria cerebelosa superior. Un aneurisma que afecte cualquiera de estas dos arterias (A.C.P. y A.C.S.) puede presionar y dañar el tercer nervio.

Hay una arteria cerebral anterior, una media y otra posterior. Hubiera sido magnífico el tener también una arteria cerebelosa anterior, media y posterior, pero alguien desconsideradamente las llamó a estas tres arterias diferente.

Pudo haber sido peor. Les pudo haber puesto su nombre y en realidad lo hizo; ya que el era un real destructor: esto traducido al inglés quiere decir SAP; (que no es más que una persona que procura cautelosamente la destrucción o la ruina de una cosa, y si nos fijamos bien, cada una de las letras de la palabra SAP resulta la primera letra de los nombres de las arterias cerebelosas: S—superior, A—anterior, P—posterior.) Las arterias cerebelosas irrigan no solo el cerebelo si no también algunas partes del tallo cerebral.

Una oclusión de estas arterias resultaría en un daño a las areas correspondientes del tallo cerebral.

Las Venas:

A diferencia de otras arterias en el cuerpo, que tienen venas correspondientes, "Willis" no tiene su pareja femenina contraria. Esto se debe a que es tan feo, que las venas prefieren huir en dirección opuesta, despejan el cerebro brincando directamente a los senos de la Dura-Madre. Como habrán notado, el cerebro está separado del hueso del cráneo por un "P.A.D." (P-piamadre, A-aracnoides, D-duramadre, ver Fig. 6), también conocidas como "las meninges". La Pia-Madre es delgada y vascularizada ("Willis" vive ahi) y abraza al cerebro. La aracnoides se localiza entre la Pia-Madre y la Dura-Madre, y tiene aspecto de tela-araña, es avascular. La Dura-Madre se encuentra recostada del hueso y es gruesa en espesor y muy durable, conteniendo una doble capa de tejido conectivo (la capa más externa representando periostio) con canales venosos gruesos, llamados senos, los que encontramos entre las dos capas. La Dura-Madre se prolonga hacia abajo, entre los dos hemisferios cerebrales, conociendose como la Hoz del cerebro (e.i. Falx cerebri) y entre el cerebelo y el cerebro, llamandose tienda del cerebelo, (e.i. Tentorium cerebelli). El "P.A.D." rodea todo el sistema nervioso central incluyendo la medula espinal y el nervio óptico.

Notoriamente se ha aplicado un nuevo término en inglés a la clínica; "Supratentorial" (sobre la tienda del cerebelo) que implica que el problema del paciente es de tipo histérico y no orgánico, (ejemplo: "su dolor abdominal es supratentorial", sobre la tienda del cerebelo y "en su cabeza," y no en el abdomen donde el paciente lo refiere.

Existen tres senos principales que merecen mención: 1) Seno Sagital Superior — adonde drena líquido espinal. 2) Seno Cavernoso — adonde drena sangre venosa del ojo, provee una fuente potencial de entrada de infecciones orbitarias y faciales al cerebro. Muchas estructuras importantes corren cerca o através de los senos cavernosos, incluyendo la arteria carótida y todos los nervios que penetran en la orbita. Estas estructuras pueden verse afectadas o dañadas por cualquier enfermedad en esta area crítica. En ocaciones la arteria carótida puede romperse en el seno cavernoso (una fístula), produciendo un retorno de la sangre a las venas orbitarias y provocando que el ojo se salga hacia afuera, pudiendose observar los vasos dilatados. 3) El Seno Transversal, -que corre por el oido y puede verse envuelto en infecciones internas del oido, - (Fig. 11).

Las venas del cerebro drenan en una vena yugular interna, estructura que recordamos bastante bien de las películas de "Vampiros".

Liquido Cefalorraquídeo:

El cerebro y la medula espinal son huecas — afortunadamente para nosotros -, lo que quiere decir que hay menos para aprender (Fig. 12). Varios puntos en el tubo hueco por

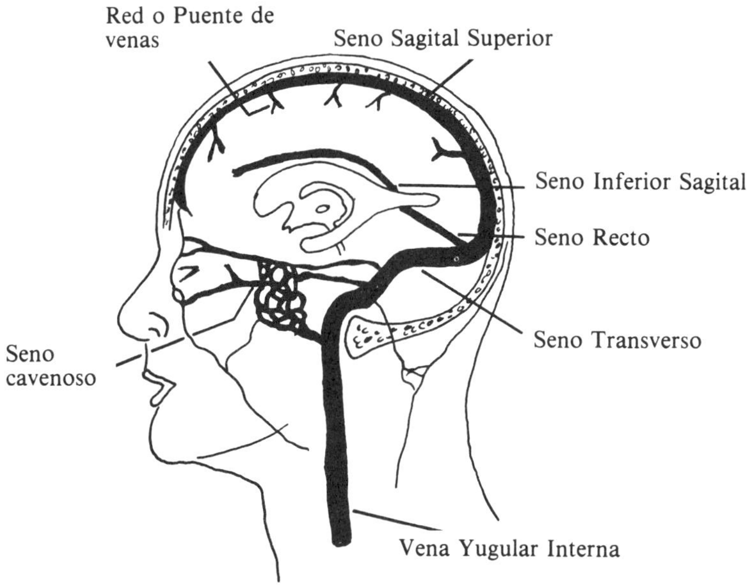

FIGURA 11: Circulación cerebral de venas mayores.

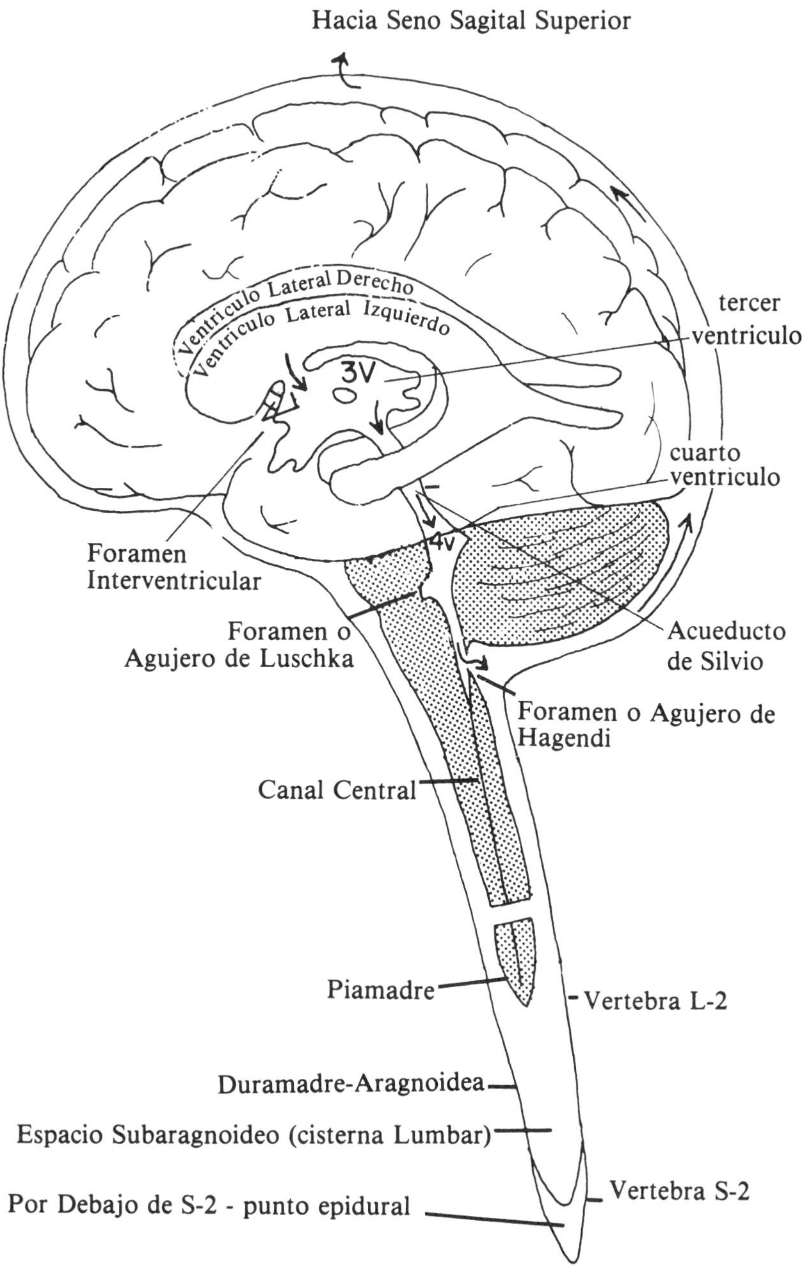

FIGURA 12: La circulación del líquido cefalorraquídeo (L.C.R.). Las flechas indican la dirección en que circula el líquido cefalorraquídeo.

donde corre líquido, están expandidos y son llamados ventrículos. Las paredes de cada ventrículo contienen unas estructuras especializadas, llamadas plexos coroideos, los que secretan ese líquido claro, transparente que conocemos como líquido cefalorraquídeo (L.C.R. e.i. C.S.F.). El L.C.R. fluye de los dos ventrículos laterales a través de dos orificios interventriculares. De ahí pasa a una serie de estructuras únicas, impares situadas en la línea media: primero pasa al Tercer Ventrículo, luego al Acueducto de Sylvio, entonces al Cuarto Ventrículo. Del cuarto ventrículo pasa fuera del cerebro a través de tres agujeros que se localizan en esta estructura (4V), que son: a) agujero o foramen medio, b) el agujero de Magendie, y los c) dos agujeros de Luschka. Una vez fuera del tallo cerebral, el líquido cefalorraquídeo entra al espacio sub-aracnoideo (espacio entre la membrana aracnoidea y la pia-madre) y sale al seno Sagital superior a través de estructuras especializadas en las paredes del seno. Una obstrucción en cualquier nivel de este trayecto producirá una dilatación de los ventrículos laterales, lo que se conoce como "hidrocefalia".

Normalmente, el líquido cefalorraquídeo no circula por el canal espinal central en el adulto, ya que este canal se encuentra cerrado en algunos sitios.

Areas expandidas del espacio sub-aracnoideo son conocidas como "cisternas". La cisterna más grande es la cisterna lumbar, ésta se encuentra entre L-2 (donde termina la medula espinal aproximadamente) y S-2 (Fig. 12). Líquido espinal es extraído de este espacio durante las "punciones lumbares". No deberán sentir pánico cuando les toque hacer una punción lumbar. Existe espacio suficiente, cinco espacios intervertebrales y la cresta del hueso iliaco provee una seña que nos permite localizar aproximadamente el

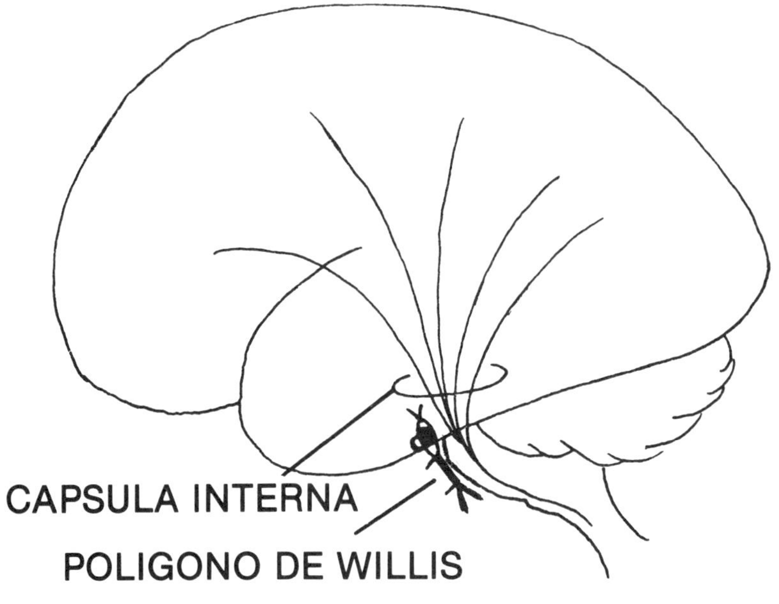

FIGURA 13: "Willis" y la Cápsula Interna.

centro de la cisterna. Existe poco riezgo de tocar la medula espinal y es poco probable que se lesione las raíces espinales de la cola de caballo.

El líquido cefalorraquídeo fluye libremente a través de todo el espacio subaracnoideo; de este modo, una hemorragia aracnoidea, usualmente el resultado de derrame de un aneurisma en la región de Willis, será sentido como un dolor severo de cuello o de espalda, ya que el derrame de sangre se devuelve hacia las regiones de la medula espinal. Una punción lumbar pondría de manifiesto el sangrado. Los síntomas en meningitis son similares, dado a la difusión de celulas de pus por el espacio sub-aracnoideo.

Una hemorragia sub-dural resulta de la ruptura de la red de venas que forman puentes (Fig. 11), que conectan el cerebro con los senos durales. En una hemorragia epidural, la sangre se acumula entre la Dura-Madre y el hueso como resultado de arterias rotas, particularmente la arteria meningea media, la cual se encuentra fuera de la Dura-Madre y forma un canal en el hueso del cráneo. Las hemorragias epidurales generalmente coinciden con una fractura de cráneo. Hemorragias subdurales y epidurales grandes, pueden causar daño significante al crear compresión en el cerebro.

Es posible sufrir un choque (e.i. Shock o Stroke), como resultado tanto de una obstrucción masiva de una arteria, como de la obstrucción de una arteria muy pequeña situada en un area crítica. Por ejemplo, la oclusión repentina de la arteria carótida interna, puede causar un infarto cerebral masivo. Igual daño puede ser producido por la oclusión de una de las diminutas arterias que provienen de la "cabeza" de Willis (arteria estriada media, estriada lateral o arteria coroidea anterior, figura 7 y 9), cuando se infarta la cápsula interna. La cápsula interna es una zona estrecha en forma de embudo, donde convergen las fibras motoras y sensoriales que se dirigen de la corteza cerebral hacia el tallo cerebral (Fig. 13). Cada hemisferio cerebral contiene una cápsula interna, profundamente situada dentro del cerebro, justamente detrás de la "cabeza de Willis". La arteria coroidea anterior y la arteria estriada irrigan la cápsula interna y pueden causar hemorragias en situaciones de hipertensión o arteriosclerosis, de tal modo que se produce un gran daño a partir de una prequeña lesión.

Preguntas:

2-1. ¿La oclusión de qué area del círculo de Willis produciría una ceguera unilateral total?

Respuesta: Una obstrucción de la arteria oftálmica, que es una rama de la arteria carótida interna.

2-2. Al inyectar con medio de contraste la arteria carótida derecha en un angiograma ¿cómo se puede llenar simultáneamente la circulación de las arterias cerebrales anterior y media.

Respuesta: Se debe comprimir simultáneamente la arteria carótida izquierda, mientras se está llevando a cabo la inyección del medio de contraste. La presión diferencial facilitará el paso de la sangre a la circulación izquierda a través de la arteria comunicante anterior.

2-3. La fractura de cráneo es a la hemorragia epidural, como un aneurisma es a ____________________.

Respuesta: Hemorragia sub-aracnoidea.

2-4. En la región de la cisterna lumbar, ¿qué membrana está en una posición más cercana a la membrana aracnoidea? ¿La Duramadre o la Piamadre?

Respuesta: La Duramadre. La Piamadre está localizada más cercanamente al cerebro y medula espinal. La cisterna lumbar es un espacio sub-aracnoideo y la aracnoides está cerca de la Dura-madre.

CAPITULO 3: *LA MEDULA ESPINAL:*

La medula espinal, vista en un corte transversal (Fig. 14), contiene sustancia gris en el centro y sustancia blanca en la periferia. La sustancia gris contiene muchos cuerpos neuronales y sinapsis. La sustancia blanca contiene muchos tractos de fibras ascendentes y descendentes. Los tractos ascendentes transmiten información sensitiva al cerebro. Los tractos descendentes transmiten información motora desde el cerebro. El número de sinapsis que hay en los tractos, resulta clinícamente poco importante. Sin embargo es de vital importancia recordar los puntos donde los tractos cruzan de un lado hacia el otro contrario, y también la localización de los tractos en donde la materia blanca puede ser vista en un corte transversal, (Fig. 14).

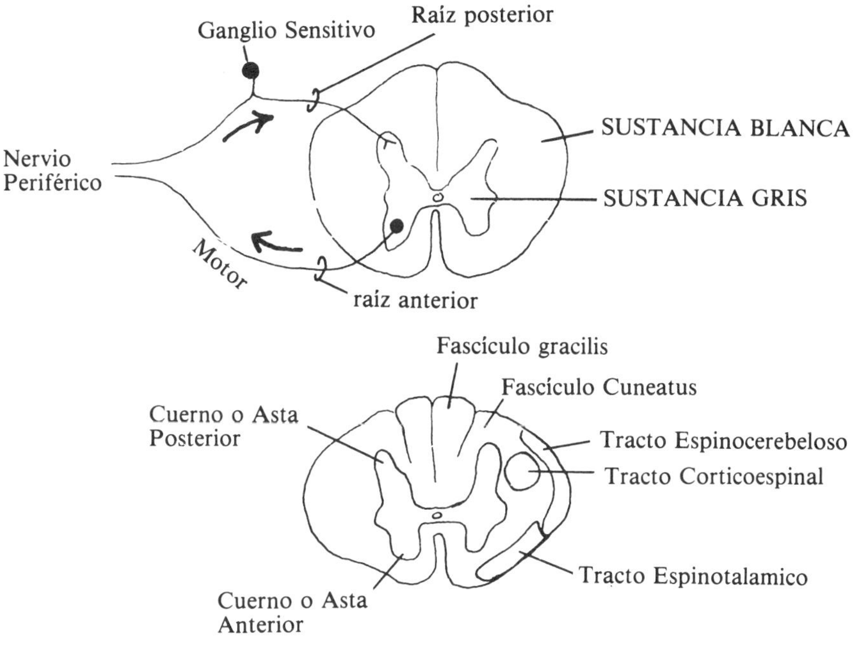

FIGURA 14:

Subdivisiones principales de la medula espinal. Las columnas posteriores consisten del Fascículo Gracilis más el Fascículo Cunneatus.

Los Puntos de Entrecruzamiento:

Existen tres (3) sistemas sensitivos importantes que entran a la medula espinal:

1. dolor — temperatura

2. propioceptivo — estereognosis (ver glosario)

3. sensibilidad superficial

Para evitar confusión, en la figura 15 no se ilustrará ninguna de las sinapsis sensoriales. Como regla, sin embargo, diremos que hay una tendencia a que las fibras sensitivas hagan sinapsis antes de cruzar de un lado de la medula al otro lado, (Fig. 16).

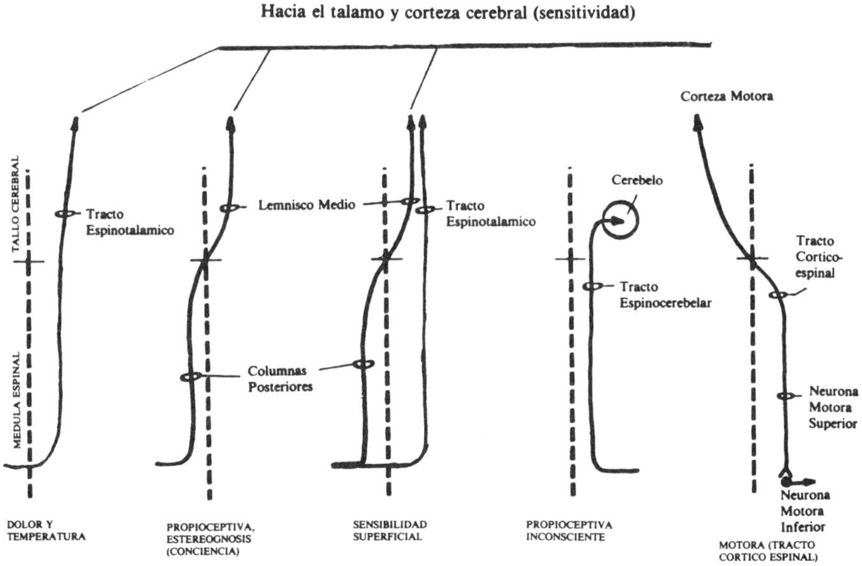

FIGURA 15:
Vista esquemática de los tractos ascendentes y descendentes.

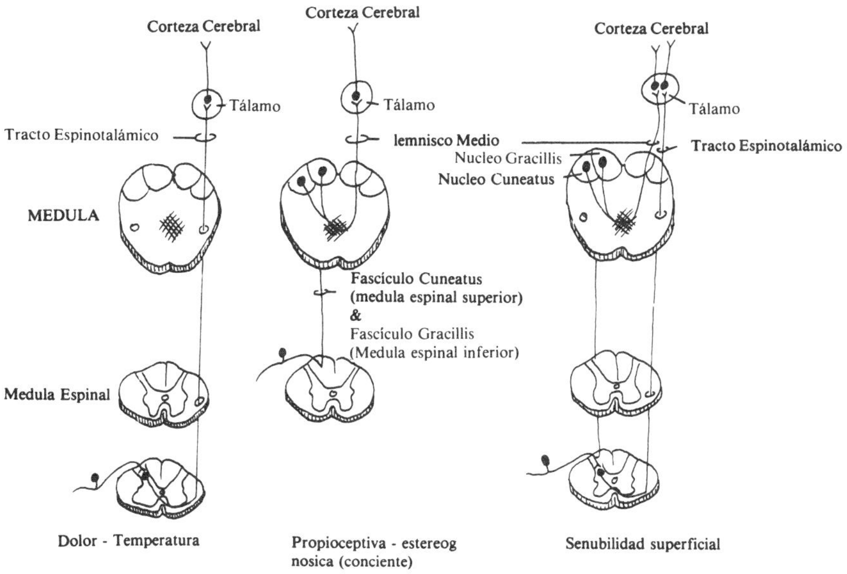

FIGURA 16:
Tres tractos sensitivos principales.

La vía o el tracto para la conducción del dolor y la temperatura entra en la medula espinal, cruza al ladc opuesto de la medula, casi inmediatamente, (en realidad lo hace entre uno ó dos segmentos vertebrales de la medula), asciende al tálamo del lado opuesto y entonces se dirige a la corteza cerebral. En realidad muchas fibras terminan en el tallo cerebral y no llegan hasta el tálamo, pero éstas no nos interesan ahora. Una lesión del tracto espinotalámico resultaría en la pérdida de la sensación de dolor y temperatura del lado contralateral, por debajo del nivel de la lesión.

La vía para la sensibilidad propioceptiva y estereognosia (además para la percepción de la vibración), inicialmente permanece del mismo lado de la medula espinal por donde entra, cruzandose al otro lado en el punto de unión de la medula espinal y el tallo cerebral. Las areas sinápticas previas al cruse de las fibras son el núcleo Cunneatus y el núcleo Gracilis, (Fig. 16). El núcleo Gracilis transporta información propioceptiva proveniente de la parte inferior del cuerpo; mientras que el núcleo Cunneatus conduce información de los niveles superiores. Los tractos correspondientes a los núcleos mencionados, en la medula espinal se conocen como "fascículo de Gracilis" (elegante, gracioso como las piernas de una bailarina), y el "fascículo Cunneatus" (astuto, situandose al lado del cerebro). Al fascículo Gracilis y al fascículo Cunneatus se les llama en conjunto, columnas posteriores, (Fig. 14). Una lesión de las columnas posteriores se traduce en la pérdida de la sensibilidad propioceptiva y estereognósica del mismo lado, por debajo del nivel de la lesión.

El trayecto para la sensibilidad superficial combina caracteres de los trayectos superiores. Parte de las fibras se mantienen sin cruzar hacia el otro lado hasta que llegan a nivel del tallo cerebral, y parte se cruzan del otro lado a niveles inferiores. Es por esto que la sensibilidad superficial es respetada, no se ve afectada en las lesiones unilaterales de la medula espinal; ya que existen rutas alternas para transportar la información.

Todos los trayectos superficiales superiores, eventualmente cruzan de un lado al otro y terminan en el tálamo. De ahí son relevados al area sensorial del cerebro. Una lesión del area sensitiva de la corteza cerebral puede resultar en la falta contralateral de todas las modalidades sensoriales.

La estereognosis-propioceptiva tiene un componente conciente y otro inconciente. La vía conciente mencionada arriba, comunica con el tálamo y la corteza cerebral, facilitandote o permitiendote describir, por ejemplo la posición de alguna de tus extremidades. La vía inconciente comunica con el cerebelo (el cerebelo es considerado como un organo inconciente), como el trayecto espinocerebeloso y te per-

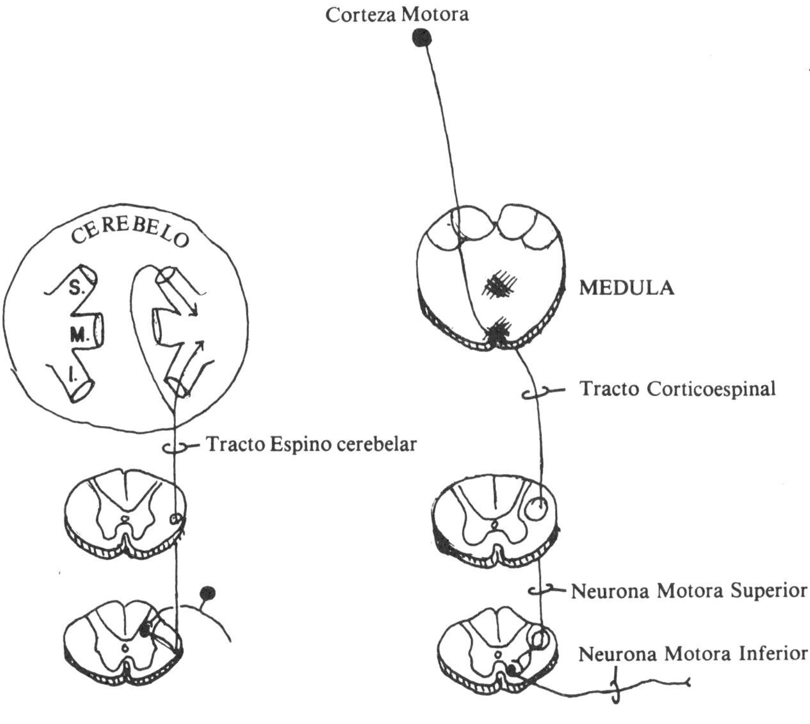

PROPIOCEPTIVO INCONCIENTE

TRACTO CORTICOESPINAL MOTOR

FIGURA 17:

Tracto espinocerebeloso y corticoespinal. *S:* pedúnculo cerebeloso superior. *M:* pedúnculo cerebeloso medio. *I:* pedúnculo cerebeloso inferior.

mite el caminar y ejecutar otros actos y actividades complicadas subconcientemente, sin la necesidad de pensar qué articulaciones son flexionadas o extendidas, (Fig. 17).

A diferencia de las demás vías sensitivas que cruzan al lado contralateral, el espinocerebeloso primordialmente se mantiene del mismo lado. En general, podemos decir que lado del cerebelo está conectado con ese mismo lado del cuerpo. Tenemos pues, que las lesiones cerebelosas tienden a producir un mal funcionamiento del mismo lado de la lesión, mientras que las lesiones cerebrales resultan en defectos y afecciones del lado contralateral a la lesión.

Existen tres comunicaciones principales entre el cerebelo y el tallo cerebral — los pedúnculos cerebelosos superior, medio e inferior, los que comunican con el cerebro medio, protuberancia y medula respectivamente. El tracto espinocerebeloso entra al cerebelo a través de los pedúnculos superior e inferior, (Fig. 17).

El tracto motor (corticoespinal) es relativamente simple. Se extiende desde el area motora cerebral hacia abajo a través del tallo cerebral, cruzando del otro lado aproximadamente al mismo nivel que el lemnisco medio, (en la unión entre el tallo cerebral y la medula espinal), (Figs. 15, 17).

El tracto corticoespinal hace sinápsis en el asta o cuerno anterior, (sustancia gris motora), de la medula espinal, justamente antes de abandonarla. Esto es importante, las neuronas motoras por encima del nivel de esta sinápsis. (conectando la corteza cerebral y el asta anterior) son llamadas neuronas motoras superiores (N.M.S., en inglés U.M.S.), mientras que aquellas por debajo de este nivel (neuronas de los nervios periféricos), son llamadas neuronas motoras inferiores (N.M.I., en inglés L.M.N.). Lesiones de neuronas motoras superiores e inferiores se traducen en diferentes signos clínicos. Aunque ambas resultan en parálisis, se diferencian en lo siguiente:

LESION EN NEURONA MOTORA SUPERIOR	**LESION EN NEURONA MOTORA INFERIOR**
1. Parálisis espástica.	Paralisis flácida.
2. No hay atrofia muscular significante.	Atrofia significante.
3. No hay presentes fasciculaciones, y fibrilaciones.	Están presentes fasciculaciones, y fibrilaciones.
4. Hiperreflexia.	Hiporreflexia.
5. El reflejo de Babinsky puede estar presente.	El reflejo de Babinsky está ausente.

Localización Seccional-Cruzada de los Tractos:

La figura 14 ilustra la posición seccional cruzada de los tractos sensitivos y motores.

Por razones desconocidas algunas enfermedades afectan diferentes porciones de la medula espinal. La esclerosis amiotrófica lateral, (Fig. 18-A) está caracterizada por una combinación de signos neuronales motores superiores e inferiores, -debilidad muscular, atrofia, fibrilaciones, y fasciculaciones, combinadas con hiperreflexia-. La lesión incluye tanto el asta anterior (motora) de la sustancia gris (causando una lesión neuronal motora inferior) así como los tractos corticoespinales (resultando en una lesión neuronal motora superior).

Sífilis terciaria (tabes dorsal), incluye pérdida propioceptiva y dolor (irritación de raíz posterior), afectando particularmente las extremidades inferiores. La lesión envuelve las columnas posteriores de sustancia blanca (Fig. 18-B), y puede extenderse a las raíces posteriores y a la raiz ganglionar.

En la anemia perniciosa (Fig. 18-C), hay pérdida propioceptiva y debilitamiento de la neurona motora superior. La lesión afecta las columnas posteriores y los tractos corticoespinales.

El polio ataca las celulas del asta anterior, (Fig. 18-D), conduciendo a un envolvimiento de la neurona motora inferior, con debilidad, atrofia, fasciculaciones, fibrilaciones e hiporreflexia.

Pacientes con el síndrome de Guillain-Barre, (Fig. 18-E), experimentan pérdida de sensibilidad y de la neurona motora inferior por el movimiento de nervios periféricos.

Ciertos grupos de músculos pueden afectarse más que otros en una lesión neuronal motora superior. En el típico accidente o choque del hemisferio cerebral secundario a una oclusión de la arteria carótida; el paciente desarrolla decorticación

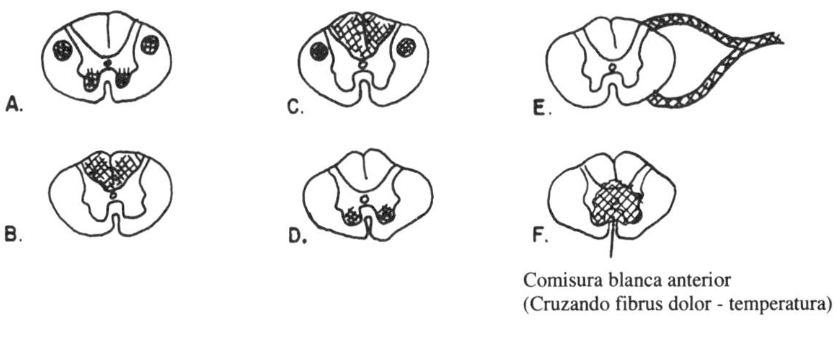

FIGURA 18:

Sitos de lesión en enfermedades clásicas. ***A:*** Esclerosis lateral amitrópica (Enfermedad de Lou Gehrig). ***B:*** Sífilis terciaria. ***C:*** Anemia perniciosa. ***D:*** Polio. ***E:*** Guillain-Barre. ***F:*** Siringomielia.

postural, caracterizada por la flexión de la muñeca y del codo, y la extensión (estiramiento) de la rodilla y el tobillo. En choques del cerebro medio, es similar la posturación, excepto que el codo está extendido (descerebración postural). El mecanismo aparentemente envuelve lesión a otros tractos motores (extrapiramidal), por fuera del sistema corticoespinal (piramidal). Lesiones "puras" del tracto corticoespinal resultan predominantemente en una dificultad para la destreza de movimientos de la parte distal de las extremidades.

El Sistema Nervioso Autonomo (Visceral):

Los tractos mencionados anteriormente pertenecen a los sistemas somático-motor y somático-sensitivo. Las fibras somático-motoras inervan el músculo estriado esquelético. Las fibras somático-sensitivas inervan predominantemente la piel, músculos y otros tejidos como los viscerales. "Viscera" quiere decir, músculo cardíaco, músculo liso (como en los intestinos) y glándulas. El núcleo motor autónomo visceral está localizado entre las áreas somático-sensitiva y motora. Resulta útil el pensar en el sistema autónomo como aquel consistente de componentes sensitivo-viscerales y motor viscerales (Fig. 19).

Las diferencias químicas y funcionales entre las fibras autónomas simpáticas y parasimpáticas serán discutidas en el Capítulo 6. Por el presente, nótese simplemente que las fibras motoras simpáticas están relativamente cercanas a la medula espinal, mientras que las fibras motoras parasimpáticas hacen sinápsis con o muy cerca de los organos finales, (Fig. 45).

Preguntas:

3-1. La hemisección de la medula espinal a nivel de D-1 produce pérdida contralateral de la sensación de dolor y temperatura desde D-3 hacia abajo, en vez de producirla de D-1 hacia abajo. ¿A qué se debe esto?

Respuesta: En realidad las fibras que conducen dolor y temperatura no cruzan del otro lado inmediatamente que entran a la medula espinal. Muchas ascienden 1 ó 2 segmentos antes de cruzarse hacia el otro lado.

Las fibras que conducen dolor y temperatura en el tracto espinotalámico están dispuestas de tal forma que las fibras de las piernas están situadas lateralmente con respecto a las fibras de los brazos. Sin embargo un tumor presionado desde afuera la medula, puede afectar primero las fibras de las extremidades inferiores. En tal caso la pérdida contralateral del dolor puede surgir muchos segmentos por debajo de la lesión, ascendiendo con el tiempo, según va creciendo el tumor.

3-2. La arteria espinal anterior (Fig. 10), se extiende hacia abajo de la medula espinal, irrigando las dos terceras partes del cordón espinal. Las arterias cerebrales posteriores ó arterias vertebrales variablemente dan dos ramas, llamadas arterias espinales posteriores que irrigan el resto de la medula espinal a la vez que reciben anastomosis de las arterias intercostales y otras arterias. ¿Qué modalidades sensitivas consideras tú que se conservarán luego de la infartación de la arteria espinal anterior a nivel del cordón espinal?
Respuesta: Estereognosis-propioceptiva y sensibilidad superficial, (columnas posteriores).

3-3. Localiza la lesión. El paciente presenta parálisis bilateral, fasciculaciones y atrofia muscular a nivel de C-8 y D-1, acompañado de pérdida bilateral de percepción de dolor y temperatura a nivel de D-1 y D-2.
Respuesta: Siringomielia — una enfermedad degenerativa del cordón central o tallo cerebral de etiología desconocida, que afecta las fibras que se cruzan y conducen el dolor y la temperatura. Dependiendo del tamaño y forma de la lesión, la que puede ser asimétrica, o como en el caso que se describe, simétrica; otras areas de la medula pueden estar envueltas, tales como las astas motoras, en este caso a nivel de C-8 y D-1, (Fig. 18-F).

3-4. Tractotomía quirúrgica — cortando el tracto espinotalámico para aliviar el dolor, a menudo solo se consigue una mejoría temporal. ¿Por que?
Respuesta: Posiblemente otros tractos de naturaleza incierta entran en acción. Los axones cortados en el sistema nervioso central del humano, caracteristicamente se regeneran pobremente.

3-5. A qué nivel del sistema nervioso — nervio periférico; medula espinal o por encima de ésta — creerías tú que se encontraría una lesión que da la siguiente sintomatología:
A - Pérdida de la sensibilidad en un dermatoma en específico, unilateralmente.
Respuesta: Nervio periférico o su punto de entrada a la medula espinal. Generalmente esto se debe a como se organizan las fibras en los tractos ascendentes y en la corteza cerebral, es poco probable que un solo dermatoma se vea afectado por una determinada lesión en los tractos sensoriales de la medula espinal, o en la corteza cerebral.
B - Pérdida bilateral de la sensibilidad en manos o pies en una distribución semejante a un guante o una media.
Respuesta: Esto es típico de una neuropatía periférica, una condición comúnmente de etiología metabólica, (por ejemplo: diabetes o alcoholismo), resultando en un envolvimiento selectivo de estas regiones.
C - Pérdida unilateral de todas las modalidades sensoriales en una extremidad completa.
Respuesta: A menos que la lesión cerque o circunde todas las raíces de los nervios de esa extremidad, lo que es poco usual, la lesión se encuentra en algún nivel sobre la medula espinal, en el tallo cerebral contralateral, tálamo o más

alto aún. Una lesión por debajo del tallo cerebral, en la medula espinal, no afectaría todas las modalidades sensoriales, como a algunos de los tractos de los nervios que han cruzado del otro lado en algunos niveles de la medula espinal.

D - Pérdida de la sensibilidad del dolor y temperatura del lado izquierdo del cuerpo por debajo del cuello y parálisis y pérdida de la estereognosis-propioceptiva por debajo del cuello del lado derecho.

Respuesta: Hemisección de la medula cervical derecha, (Síndrome de Brown-Sequard).

3-6. Un paciente con un tumor experimenta pérdida de la sensibilidad para el dolor y temperatura en la extremidad inferior izquierda acompañada de una parálisis espasmódica del lado derecho. ¿A dónde está localizado el tumor?

Respuesta: Está localizado en la zona anterolateral derecha de la medula, compresionando primero, el tracto espinotalámico derecho y luego ensanchandose para envolver el tracto corticoespinal derecho.

APENDICE: Información para el tacto, propioceptivo, estereognósico y la vibración, parecen también viajar en la vía llamada Tracto Espinocervicotalámico (Figura 18A). Es probable que los problemas sobre posibles casos en este libro, adscritos a lesiones de la ''columna posterior'', en realidad envuelve también el Tracto Espinocervicotalámico. La forma más simple para visualizar esto es el imaginar que las columnas dorsales se extienden lateralmente para incluir el Tracto Espinocervicotalámico.

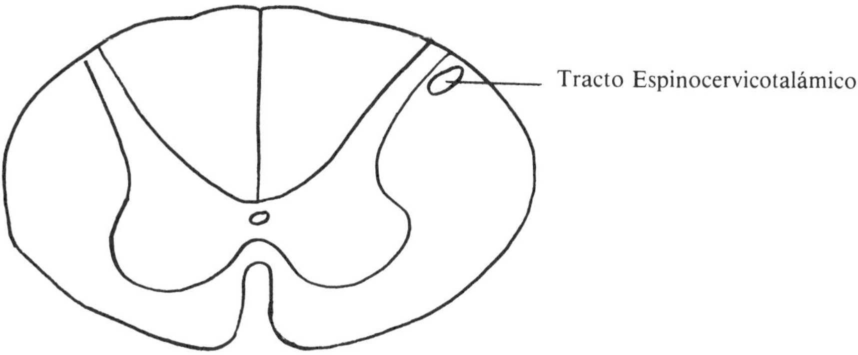

FIGURA 18A:
Tracto espinocervicotalámico.

CAPITULO 4: *EL TALLO CEREBRAL:*

Al evaluar un paciente, el neurólogo se formula una secuencia de preguntas. Primero: ¿dónde está la lesión, (medula espinal, tallo cerebral, cerebelo, etc.)? Segundo; ¿qué produce la lesión, (un tumor, infección, hemorragia, etc.)? Tercero: ¿qué se puede hacer para ayudar al paciente, (medicación, cirugía, etc.)? El neurólogo trata de determinar si los signos y síntomas del paciente pueden ser atribuidos a una sola lesión. Si se postula la presencia de múltiples lesiones, esto generalmente implica tanto una enfermedad metastásica, como esclerosis múltiple, como la presencia de dos enfermedades diferentes, así como la presencia de histeria o un fingimiento de parte del paciente.

Precisar la localización anatómica de la lesión es de suma importancia en el diagnóstico neurológico. Por lo tanto es importante conocer la localización de los tractos y núcleos principales. El tallo cerebral resulta ser muy importante a este respecto. El capítulo siguiente describe la anatomía de los principales núcleos y tractos del tallo cerebral. Ilustraciones clínicas sobre la utilidad de todo esto, hoy en día es ofrecido, en las preguntas que siguen al capítulo 5.

¡Que no cunda el pánico! El tallo cerebral resulta increiblemente simple cuando se estudia en secuencia lógica, como sigue:

1. Memorizate los doce pares de nervios craneales y sus funciones. La mnemónica de Ribald no te ayudará. Debes saber y conocer individualmente los doce diferentes pares craneales y sus funciones, y ser capaz de recordarlos al instante.

NC 1	Huele.
NC 2	Ve.
NC 3, 4 y 6	Mueven el ojo. NC 3 — controla la pupila, se encarga de la acomodación.
NC 5	Mastica y se encarga de la sensibilidad del frente de la cabeza.
NC 7	Mueve la cara, se encarga del gusto, la salivación y llora.
NC 8	Escucha (oye), y se encarga del balance.
NC 9	Interviene en el gusto, en la salivación, contribuye a la acción de tragar, monitorea el cuerpo carotídeo y senos.
NC 10	Interviene en el gusto, contribuye a la acción de tragar, levanta el paladar, habla y se encarga de la comunicación entre las visceras toraco-abdominales.
NC 11	Gira la cabeza y levanta los hombros.
NC 12	Mueve la lengua.

2. Ahora, memorizate el diagrama que aparece en la figura 19, que incluye la misma información que aparece arriba, pero reorganizada en forma diferente. A diferencia de los nervios espinales, que son nervios mixtos, que contienen componentes sensoriales y motores; los nervios craneales son mucho más simples. Tres de ellos son puramente sensoriales, cinco son motores y solo cuatro de ellos son mixtos. El término "somatico-visceral" será explicado más adelante.

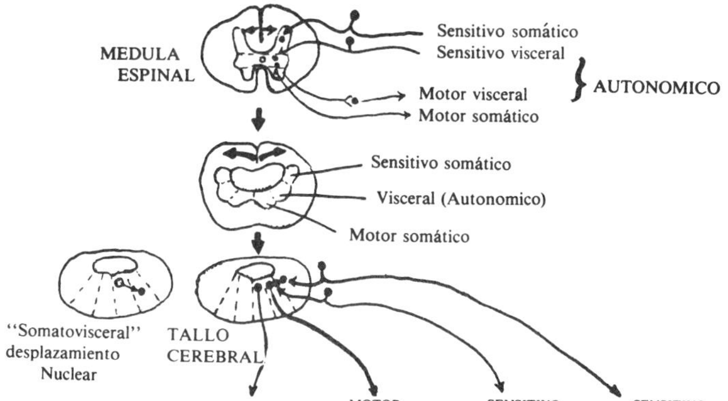

		MOTOR SOMATICO	MOTOR VISCERAL	SENSITIVO VISCERAL	SENSITIVO SOMATICO
Sensitivos	NC 1 Olfatorio NC 2 Optico NC 8 Vestibulococlear			No en el tallo Cerebral	
Motores	NC 3 Oculomotor				
	NC 4 Troclear				
	NC 6 Motor Ocular Ext.				
	NC 11 Accesorio				
	NC 12 Hipogloso				
Mixtos	NC 5 Trigémino	Núcleo Motor 5			Núcleo Sensi. 5
	NC 7 Facial	Núcleo Facial	Núcleo Salivar Sup.	Núcleo Solitario	Núcleo Sensi. 5
	NC 9 Glosofaríngeo	Núcleo Ambiguo	Núcleo Salivar Inf.	Núcleo Solitario	Núcleo Senci. 5
	NC 10 Vago	Núcleo Ambiguo	Núcleo Motor Dorsal	Núcleo Solitario	Núcleo Senci. 5

"Somatovisceral"

FIGURA 19:

La homología entre la medula espinal y el tallo cerebral. El tallo cerebral se asemeja a una medula espinal estirada en la dirección indicada por la flecha de la línea media. Los componentes somático y visceral de la sustancia gris permanecen relativamente en la misma posición en la medula espinal y el tallo cerebral. El cuadro indica los núcleos mayores de los nervios craneales.

Nota en la figura 19: a) que hay tres (3) nervios sensitivos. b) Hay cinco nervios motores de los cuales uno (NC-3) tiene un componente visceral-motor en adición a un componente somático-motor. Los restantes de los nervios motores son puramente somático-motor. c) Hay cuatro nervios mixtos (sensitivos y motores). Todos estos tienen cuatro componentes, excepto el NC-5, que tiene dos componentes. d) El solitario es sensitivo (visceral) NC-7, NC-9, NC-10. e) El ambiguo es Motor — NC-9, NC-10. f) Los NC-5, NC-7, NC-9 y NC-10 son "somatico-visceral" -ver prueba para explicación.

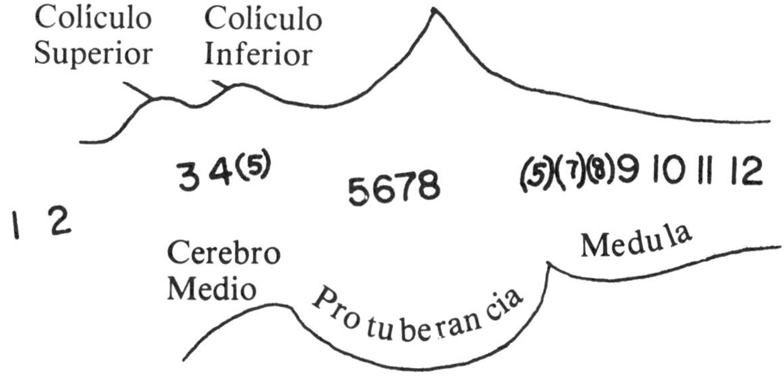

FIGURA 20:

La localización de los nervios craneales y sus núcleos dentro del cerebro medio (C.M.), protuberancia, y medula, visto lateralmente.

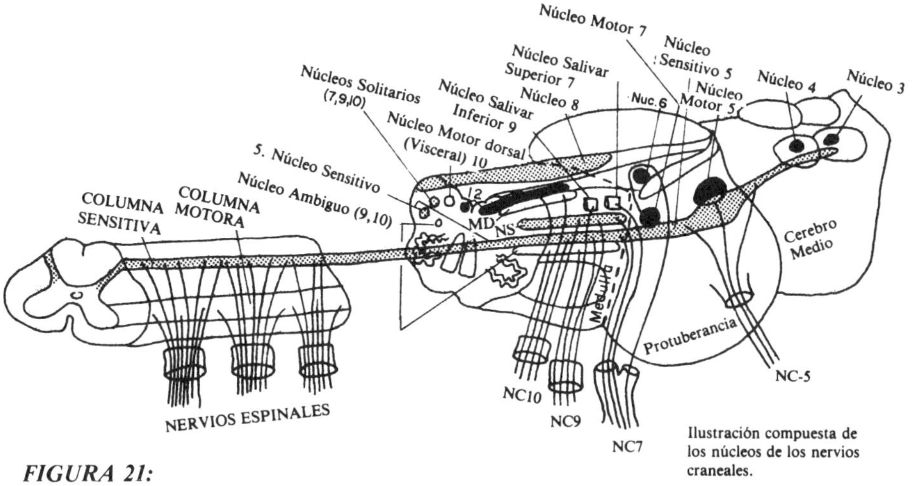

FIGURA 21:

Nota: a) Las dos largas columnas — motora y sensitiva — de la medula espinal se dividen en núcleos individuales en en tallo cerebral. Esto ocurre gradualmente (núcleo elongado en medula, redondeado en protuberancia y cerebro medio). b) El núcleo sensitivo de NC-5 no se divide, es contínuo desde la medula espinal hasta el cerebro medio. c) El núcleo motor del NC-5 está confinado a la protuberancia. d) Hay tres núcleos sensitivos en el tallo cerebral -el vestibulococlear (NC-8), núcleo sensitivo de NC-5, y núcleo solitario. e) El solitario es un núcleo sensitivo-visceral (NC-7, NC-9 y NC-10). f) El núcleo sensitivo del NC-5 es somático-sensitivo (NC-5, NC-7, NC-9, NC-10 y posiblemente otros- pero la entrada predominante es del NC-5). g) El núcleo ambiguo es Motor (NC-9, NC-10). h) El núcleo Solitario está solitariamente confinado a la medula como el núcleo Ambiguo, en núcleo de NC-12, el núcleo motor dorsal del NC-10 y el núcleo Salivar. i) El núcleo 8 sobrepasa la medula y la protuberancia. MD-núcleo Motor Dorsal (visceral) 10; NS- Núcleo Solitario. (Modificado de Dunkerley, G.B., A Basic Atlas of the Human Nervous System, F.A. Davis Company, 1975.).

3. Tanto en la medula espinal como en el tallo cerebral, la sustancia gris (núcleo), se encuentra cerca del canal central y la sustancia blanca (tractos de fibras largas) más a la periferia o alejada del canal central. Además los componentes somáticos y viscerales, motores y sensitivos ocupan posiciones relativamente iguales.

La estructura entrecruzada del tallo cerebral se asemeja a aquella de la medula espinal que fue encojida posteriormente y estirada lateralmente. (Fig. 19).

4. Los 12 pares de nervios craneales y sus núcleos son igualmente prorrateadas en los tres segmentos del tallo cerebral, (NC-1, NC-2, NC-3, NC-4, en cerebro medio; NC-5, NC-6, NC-7, NC-8, en protuberancia; NC-9, NC-10, NC-11, NC-12, en la medula). En realidad esto no es verdad. Los NC-1 y NC-2 no se encuentran precisamente en el cerebro medio, si no más bien cerca del diencefalo. Además, aunque todas las divisiones del NC-5 entran a la protuberancia; el núcleo sensitivo del NC-5 se extiende del cerebro medio a la medula espinal (Fig. 27); el núcleo del NC-8 no solo se encuentra en la protuberancia, si no también la medula (Fig. 21); el núcleo y los puntos de entrada del nervio NC-7 están localizados tanto en la protuberancia como en la medula (Fig. 28). Estas excepciones de NC-5, NC-7 y NC-8 están indicadas en la figura 20 dentro de paréntesis.

5. En general, la salida de los nervios craneales es relativamente anterior al sistema ventricular y no cruzan al lado opuesto en su salida del tallo cerebral, (Fig. 19). La única excepción clínica de importancia es el bruto NC-4, que ambos cruzan

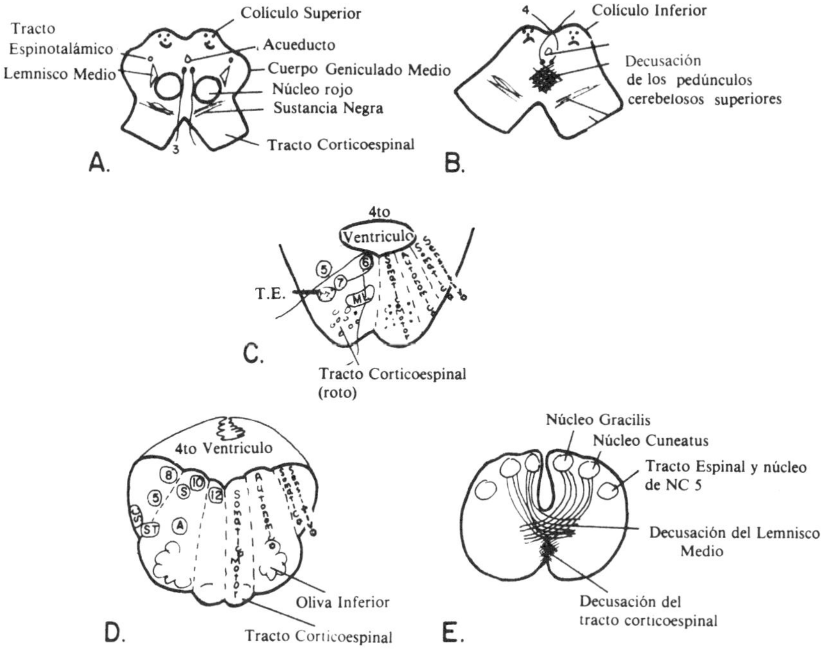

FIGURA 22:

Como dibujar cortes transversales del tallo cerebral. A — Cerebro Medio (Rostral). B — Cerebro Medio (Caudal). C — Protuberancia. D — Medula (Rostral). E — Medula (Caudal). A — Núcleo Ambiguo. LM — Lemnisco Medio. S — Núcleo Solitario. EC — Tracto Espinocerebelar. TE — Tracto Espinotalamico. 3, 4 — NC-3 y NC-4. 5 — Núcleo y tracto del NC-5. 6, 7, 8 — NC-6, NC-7, NC-8. 10 — Núcleo motor dorsal de NC-10. 12 — Núcleo de NC-12. Compara esta figura con la figura 25.

del lado opuesto y pasan sobre el techo del tallo cerebral (Fig. 23). Con razón, Dios delegó la función más insignificante de todos los nervios craneales, en este nervio indigno de confianza, que es el responsable de mover el músculo oblicuo superior.

6. La figura 21 ilustra las deficiencias básicas que existen entre el tallo cerebral y la medula espinal. La sustancia gris central de la medula espinal es una larga columna contínua, en realidad el núcleo más largo del S.N.C. Fibras nerviosas salen contínuamente de esta larga columna y se combinan regularmente para formar individualmente los nervios espinales periféricos. Según ésta columna gris alcanza el tallo cerebral, permanece cerca del canal central pero gradualmente se va segmentando en núcleos aislados. La segmentación es menos pronunciada en la medula, donde el núcleo permanece elongado y entonces se vuelve más evidente en la protuberancia y el cerebro medio, donde el núcleo es más pequeño y redondeado.

7. Las fibras autonómicas de los nervios craneales son todas parasimpáticas (NC-3, NC-7, NC-9 y NC-10).

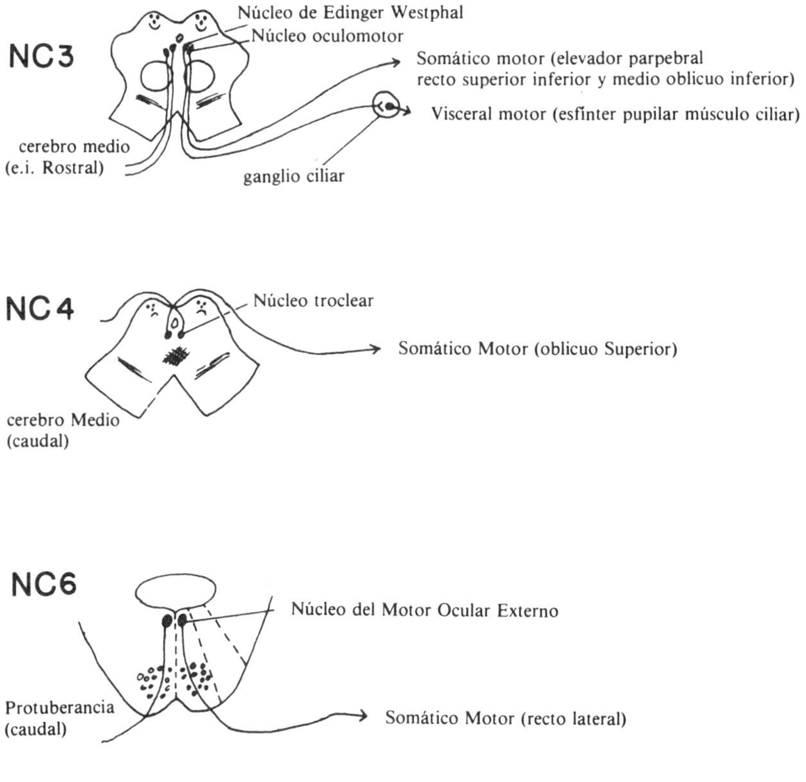

FIGURA 23: Nervios craneales 3, 4 y 6.

Como dibujar el tallo cerebral en un corte transversal:

El cerebro medio (e.i. Rostral), (Fig. 22-A), tiene una semejanza con un hombre o muñeco de gengibre, con dos cabezas y dos ombligos. En el cerebro medio (e.i. Caudal — que pertenece a la cola), (Fig. 22-3), el muñeco de gengibre ha perdido sus brazos y tiene un solo ombligo.

La protuberancia (Fig. 22-C) se asemeja a un examen pélvico exajerado en la posición de litotomía.

La medula rostral (Fig. 22-D) tiene tres abultamientos posterolaterales y tres abultamientos anterolaterales — muy convenientes — las líneas entrecortadas entre abultamiento y abultamiento dividen la medula en las zonas somático-motora, autonómica y somático sensorial. La medula caudal (Fig. 22-E) tiene cierta semejanza con la medula espinal, con la cual gradualmente se sumerge.

Con esta información resulta fácil predecir y dibujar la anatomía de los nervios craneales con algunas excepciones; como las que siguen a continuación.

Los cinco nervios motores (Figuras 23 y 24):

El núcleo del NC-3 está localizado cerca del acueducto. Sus axones salen apropiadamente de forma antrolateral sin cruzar hacia el otro lado. Inapropiadamente sin embargo, el núcleo de Edinger Westphal, el cual está subordinado a la función visceral motora, se localiza más cerca de la línea media que lo predicho. Además algunas de las fibras del NC-3 no cruzan hacia el otro lado, pero esto no nos interesa clínicamente.

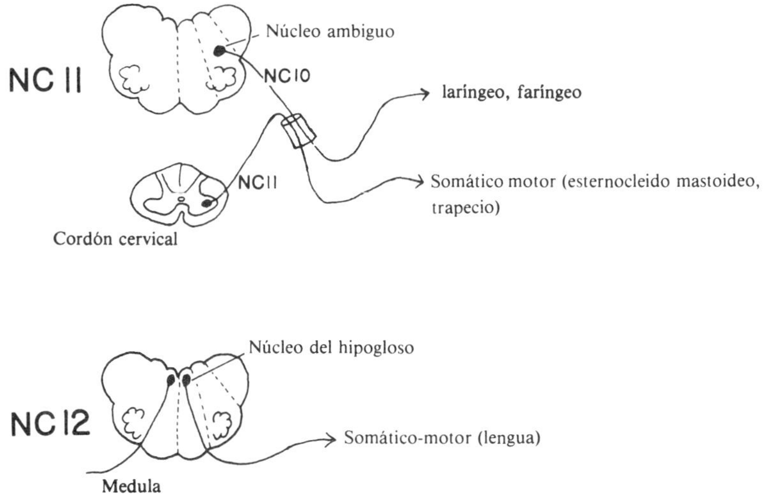

FIGURA 24: Nervios craneales 11 y 12.

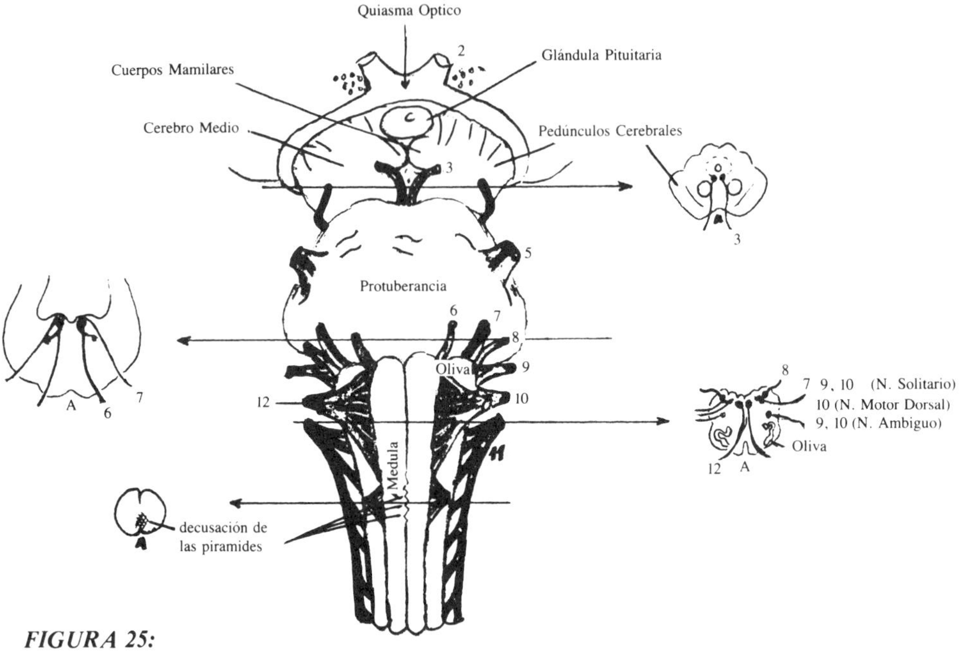

FIGURA 25:

Vista basilar (anterior) del tallo cerebral. El trazado representativo de cuatro cortes son mostrados a nivel de las líneas horizontales. Estructuras que son externamente visibles en el tallo cerebral intacto, son rotuladas en los cortes transversales. A - anterior. N - núcleo. Los números indican individualmente los nervios craneales.

EL NC-4 es la excepción a la regla de no cruzamiento y de salida anterior. El NC-4 hace su salida posteriormente, cruzando la línea media.

EL NC-6 sigue la regla. Su núcleo está localizado en la protuberancia, cerca del Cuarto Ventrículo en el area somático-motora, y envía sus fibras anteriormente sin cruzar del otro lado.

EL NC-11 es un escalador o trepador social y no es en realidad un nervio craneal. Es un nervio espinal que se desliza a través del "foramen magnum", toca al vago y se devuelve hacia abajo nuevamente, vía el "foramen yugular".

El NC-12 sigue perfectamente la regla. Nota su salida anterior al núcleo olivar inferior (una estructura funcionando como comunicación entre el cerebelo y otras areas del sistema nervioso central). Todos los demás nervios craneales salen posteriores a la oliva. (Ejemplo: NC-7, NC-8, NC-9, NC-10, ver Figura 25.).)

Los tres nervios sensitivos:

El núcleo del NC-8 se localiza en su area apropiada, (Fig. 26). El NC-1 y NC-2 no perteneciendo al tallo cerebral, serán discutidos más adelante.

Los cuatro nervios mixtos (5, 7, 9 y 10):

Si te memorizaste la figura 19, los cuatro nervios mixtos se convertirán en fáciles y predecibles, después de la siguiente historia sobre el término "somático-visceral".

Erase una vez que el tallo cerebral tenía un dilema. El sabía la posición ocupada por el núcleo visceral; pero estaba indeciso sobre la definición del término "visceral". Sabía que "visceral" se refería al músculo liso, músculo cardíaco y glándulas. Sin embargo, en el idioma vernáculo o lengua nativa, "visceral" también quería decir entrañas; tracto digestivo -lo que tiene sentido, ya que el estómago e intestinos son músculos lisos. Pero qué hay de la faringe, por ejemplo, que contiene músculo estriado somático y sin embargo forma parte del tracto digestivo. ¿Es la faringe visceral ó somático-motor? Si fuera visceral, el núcleo faringeo pertenecería al segmento visceral del tallo cerebral. En caso de que fuera somático-motor se localizaría en la porción somático-motora. Indeciso, el tallo cerebral colocó al núcleo faringeo en otra clasificación tal como, núcleo "somático-visceral" (también llamado somatosplácnico) dentro del area visceral pero desplazado de posición (Fig. 19) para diferenciarlo. Cada uno de los cuatro nervios mixtos tienen un componente somático-visceral, relacionado con el tracto gastrointestinal, (5-masticación, 7-mover los labios, 9 y 10-tragar). Aunque algunas de sus funciones no son relacionadas con el tracto gastrointestinal (por ejemplo, NC-7 cierra el ojo), el tallo

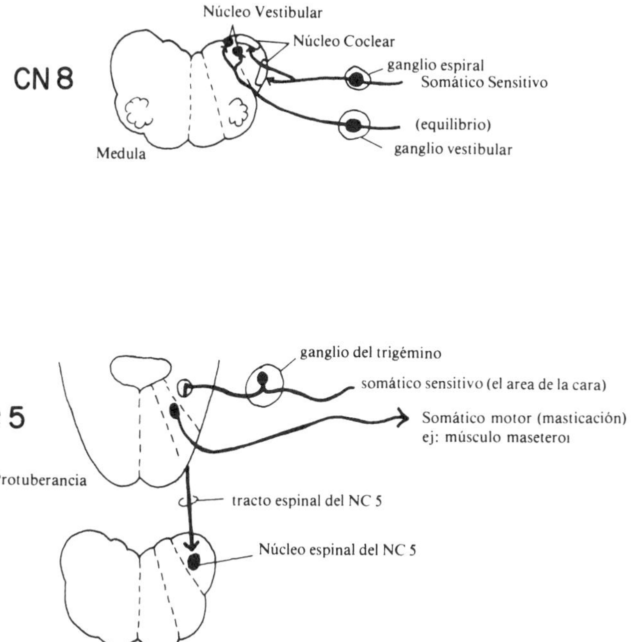

FIGURA 26: Nervios craneales 8 y 5.

cerebral los clasificó a todos dentro de la categoría de somático-viscerales. Los NC-5, NC-7, NC-9, y NC-10 son técnicamente llamados "somático-motores" y sin embargo no contienen componentes anatómicos en el area somático-motora del tallo cerebral.

Nervio craneal 5:

Como notarás en la figura 26, el NC-5 tiene un componente somático-motor (en realidad somático-visceral-motor) y un componente somático-sensitivo en las regiones apropiadas. Nota que el núcleo motor del nervio 5 es una estructura redonda confinada a la protuberancia. El núcleo sensitivo del NC-5 es bien largo, extendiendose hasta la medula y continuandose con el asta posterior de la medula espinal (Fig. 21). De aquí la necesidad que del tracto espinal lleve fibras a lo largo del núcleo (Fig. 27). ¿Ves que todas las fibras motoras y sensitivas del NC-5 entran al tallo cerebral a nivel de la protuberancia?; entonces, algunas de las fibras sensitivas viajan en la medula y hasta en el cordón espinal vía el tracto espinal del NC-5 para hacer sinápsis en el largo núcleo del NC-5.

La distribución sensitiva del NC-5 es una semejante a la de una mascara facial (Fig. 27). La distribución sensitiva incluye no solo la piel superficial si no además tejidos más profundos que los que cubren la cara, como sabrá todo aquel que haya experimentado dolor luego de haber eructado soda por la nariz, ó de la anestesia recibida en la oficina del dentista.

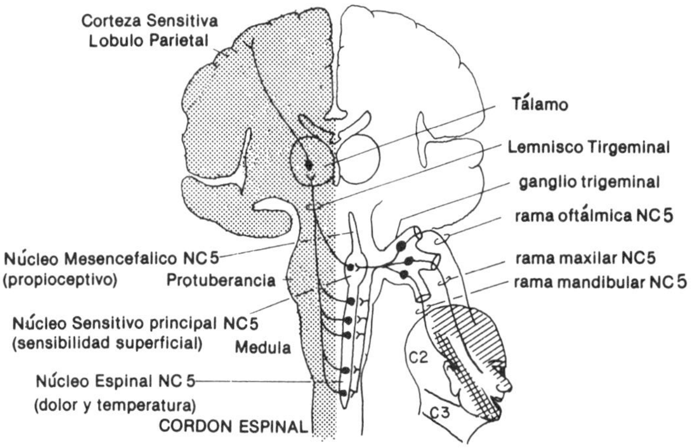

FIGURA 27:

Conecciones sensitivas del nervio trigémino. El núcleo espinal del NC-5 se extiende desde la protuberancia hasta el nivel espinal de C-2. (Modificado de DeMyer, W., Technique of the Neurologic Examination, McGraw - Hill Book Company, 1974).

Las fibras propioceptivas, de la sensibilidad superficial y del dolor, del nervio trigémino están distribuidas respectivamente en una secuencia rostral a caudal (del pico a la cola), (Fig. 27), en el tallo cerebral. Sin embargo, la tractotomía, una operación que consiste en cortar el tracto del NC-5 a nivel de la medula para aliviar el dolor facial constante, como sucede en la condición conocida como ''neuralgia trigeminal'', resulta en la pérdida de la sensibilidad para el dolor, sin gran cambio en otras modadidades sensitivas. Las tres ramas del nervio trigémino, estan representadas hasta cierto grado a todo lo largo del núcleo sensitivo.

Nervio craneal 7:

EL NC-7, el facial, tiene cuatro componentes (Fig. 28).

1. El componente somático (somático-visceral) motor. Este nervio malo, perverso se enteró que se podía tener sexo en el 4to ventrículo y comenzó en desarrollo precoz a crecer en dirección opuesta, hacia el tallo cerebral. Llegando al 4 to Ventrículo se dió cuenta que había malentendido. Era seis y no sexo, y el nervio facial

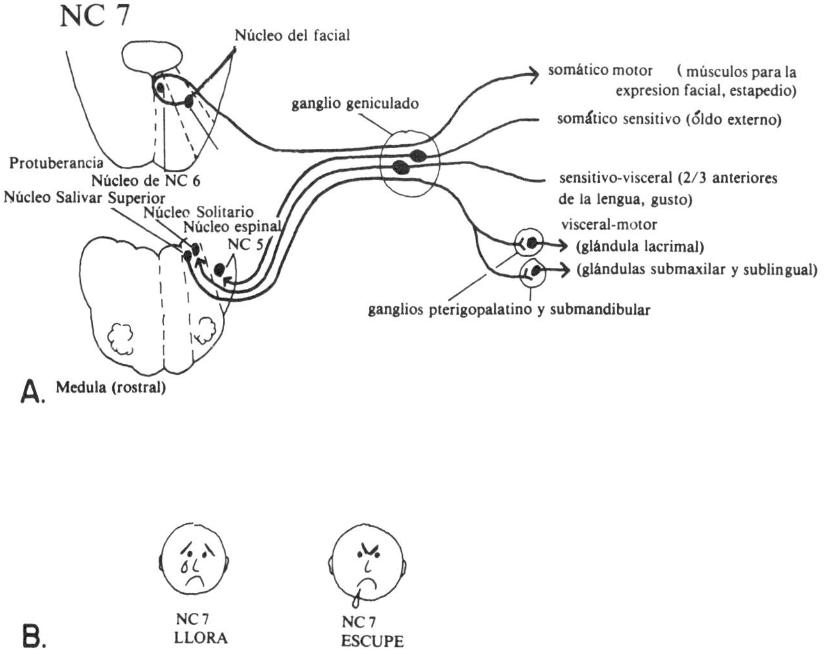

FIGURA 28: **A.** Nervio craneal 7. **B.** Funciones viscero-motoras del nervio facial.

dió una media vuelta, viajando alrededor del núcleo del NC-6 para salir anterolateralmente. Este componente del nervio facial es el más importante y se localiza en la protuberancia. Los otros tres componentes se ubican en la medula, como sigue:

2. El componente visceral-motor de NC-7. Los núcleos salivares superiores. El nervio facial, dueño y señor de la expresión facial, llora cuando está triste y escupe cuando tiene coraje (Fig. 28). Es responsable del lagrimeo y de la salivación.

3. El componente somático-sensitivio del NC-7 tiene una contribución bien diminuta, monitoriando la sensación alrededor del oído externo. Realmente, los componentes somáticos-sensitivos de los NC-7, NC-9 y NC-10 están confinados al oído externo, mientras que el resto de la cara está en manos de los NC-5 y NC-2, los que luego cubrirán el area detrás de la cabeza (Fig. 27). En el NC-1 no hay componente sensitivo. Nota que el núcleo sensitivo del NC-5 obtiene su consumo de los nervios craneales 7, 9 y 10 y posiblemente otros, (propioceptiva de NC-3, NC-4 y NC-6), pero aún así se le sigue llamando el núcleo del NC-5 por la predominancia abrumadora del gasto o consumo del NC-5.

4. El componente visceral sensitivo del NC-7 (se encarga del gusto en los dos tercios anteriores de la lengua), está también localizado precisamente donde debe estar, -en el area viscero-sensitiva del tallo cerebral-. No te desanimes o te sientas mal por el nombre sofisticado de "núcleo solitario", usado para describir el núcleo visceral-sensitivo. Para entender el ¿porqué el núcleo solitario es llamado simplemente el núcleo visceral-sensitivo del NC-7?; vuelve a ver la figura 21. Observa cómo las columnas de sustancia gris de la medula espinal, se van rompiendo solo gradualmente, al pasar a través del tallo cerebral. Esto hace al núcleo elongado en la medula, significando que un solo núcleo puede ser compartido por varios nervios craneales al mismo tiempo. Así que el núcleo solitario no puede ser llamado núcleo visceral-sensitivo del NC-7, ya que es compartido por los NC-7, NC-9 y NC-10. El mismo argumento es aplicable al núcleo ambiguo, descrito más adelante, el que es compartido por los NC-9 y NC-10.

La localización de los núcleos solitario y ambiguo nos dan sus funciones. El núcleo solitario, a diferencia del largo núcleo somático-sensitivo del NC-5, es un núcleo visceral-sensitivo localizado solitariamente en la medula, en el area visceral-sensitiva. Sus modalidades viscerales sensitivas incluyen el gusto (NC-7, NC-9 y NC-10); consumo sensitivo de los senos carotídeos y el cuerpo carotídeo (NC-9) y el masivo retorno sensitivo a lo largo del nervio Vago.

El núcleo ambiguo está localizado en el area "somático-visceral" motora de la medula, coincidiendo con su función somatico-visceral, es decir tragando (NC-9 y NC-10) y hablando (NC-10). El núcleo ambiguo, resulta ambiguo por su dificultad al examinarse para distinguir NC-9 de NC-10, ya que ambos participan en el reflejo de las náuseas, y son usualmente descritos juntos en lugar de separados al examinarlos. Por supuesto, puedes tratar de distinguir el NC-9 del NC-10, probando el gusto en la parte posterior de la lengua o epiglotis, pero correrías el gran riezgo de que te vomiten encima. El habla, dicho sea de paso, no es siempre notablemente afectada por las lesiones del NC-10, a pesar de la parálisis unilateral de las cuerdas vocales.

Recuerda — **S**olitario es **S**ensitivo *7, 9, y 10*: ambiguo es **M**otor *9 y 10*.

El núcleo solitario y el núcleo ambiguo son de particular importancia al evaluar un paciente que se presenta con vértigos, una queja clínicamente común. El vértigo -(la sensación de girar)- tiene dos causas principales. A veces refleja una disfunción del aparato vestibular del oído interno. En otras ocasiones refleja la disfunción del núcleo vestibular del tallo cerebral. El núcleo solitario y el núcleo ambiguo se localizan cerca del núcleo vestibular. De ahí que el paciente no solo tenga vértigos, si no también la dificultad para tragar, hablar y la alteración del gusto, esto aumenta la sospecha de una lesión del tallo cerebral, (vea la pregunta 5-3c., síndrome de la arteria cerebral postero-inferior).

Nervio craneal 9:

Nota en la figura 29, la posición apropiada del núcleo del NC-9, al igual que la función de éste nervio. Los NC-9 y NC-10 tienen cada uno sus propios ganglios, superior e inferior.

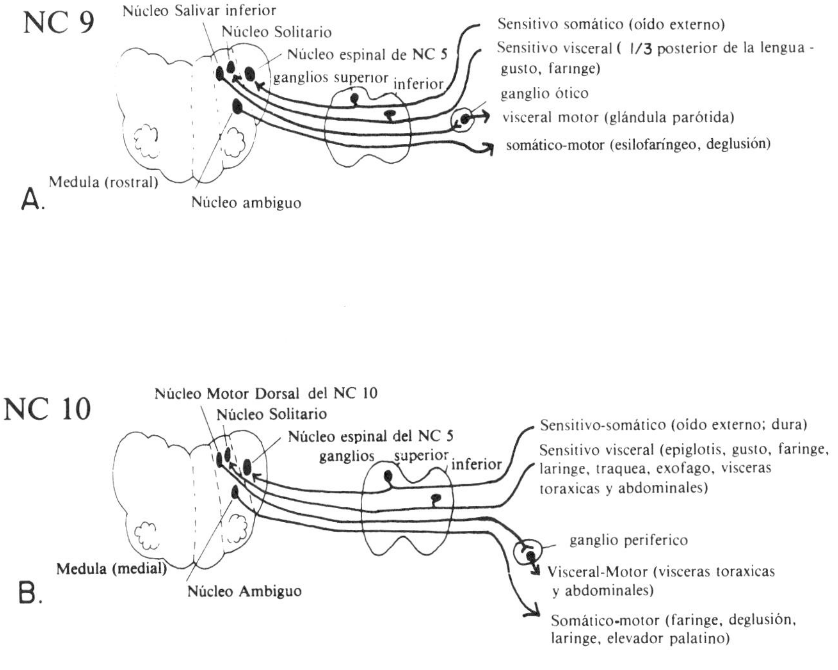

FIGURA 29: Nervios craneales 9 y 10.

Nervio craneal 10:

La disposición del núcleo del NC-10 es también la apropiada, (Fig. 29). El NC-10 tiene muchas funciones. Mientras que la función de tragar se divide entre el NC-9 y el NC-10; el control de la laringe corresponde al NC-10 solamente. Además, es un nervio vagabundo, que viaja lejos para inervar a los pulmones, el corazón y las visceras abdominales hasta llegar al ángulo esplénico del colon. Nota los dos núcleos motores del NC-10 -el núcleo autónomo, para las numerosas funciones autónomas del nervio y el núcleo ambiguo para las funciones somático-viscerales de tragar e inervación de la laringe.

CONECCIONES CENTRALES DE LOS NERVIOS CRANEALES 5 Y 7:

El nervio craneal 5:

Según todos los componentes sensitivos concientes de los nervios espinales. eventualmente cruzan del lado opuesto y tienden a hacer sinápsis justamente antes de cruzar, así ocurre con el nervio trigémino. Fibras sensitivas entran en el tallo cerebral a nivel de la protuberancia y entonces, vía del tracto del NC-5, hacen sinápsis del mismo lado, a lo largo del núcleo del trigémino, (Fig. 27). Es entonces que cruzan al lado contrario (con algunas excepciones mínimas que no se discutirán) para formar el lemnisco del trigémino. Una lesión que destruya un hemisferio cerebral interferiría

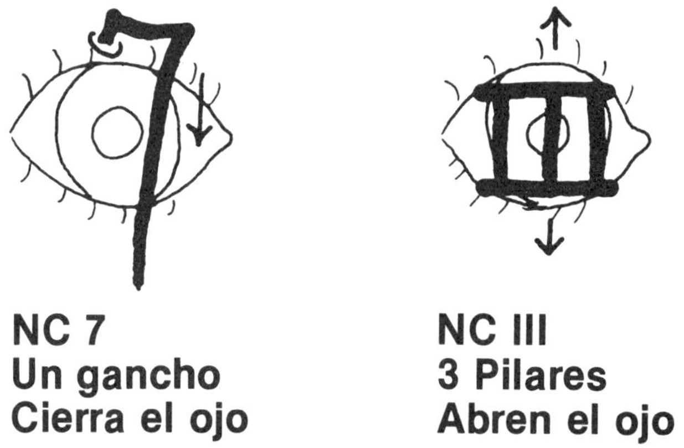

FIGURA 30: Inervación de los nervios craneales 7 y 3.

con la sensación del lado opuesto del cuerpo, incluyendo la cara. Una lesión que destruya la mitad del tallo cerebral (teóricamente hablando) interferiría con la sensación contralateral conciente, por debajo de la cabeza, por la destrucción del lemnisco medio y el tracto espinotálamico. La misma lesión disminuiría tanto la sensación facial del mismo lado como la sensación facial del lado contralateral, (afectando tanto el núcleo del mismo lado y tracto del NC-5, como el lemnisco del trigémino de ese lado -el que había cruzado del lado contrario-).

El lemnisco del trigémino y el lemnisco medio se localizan uno cerca del otro, y para fines prácticos se considerarán ambos viajando en la misma area.

EL nervio craneal 7: El nervio facial.

El NC-7 (un gancho — Fig. 30) hala hacia abajo, cerrando el ojo, mientras que el NC-3 (tres pilares — Fig. 30) abre el ojo. Este es el punto clínico vital.

La figura 31 ilustra la diferencia clínica entre el daño de la neurona motora inferior en NC-7. Si uno secciona o corta el NC-7, el cual inerva una mitad entera de la cara, incluyendo el párpado y la ceja, ese lado completo de la cara se paraliza. La frente en el lado afectado aparecerá como planchada. El ojo no cerrará y habrá un

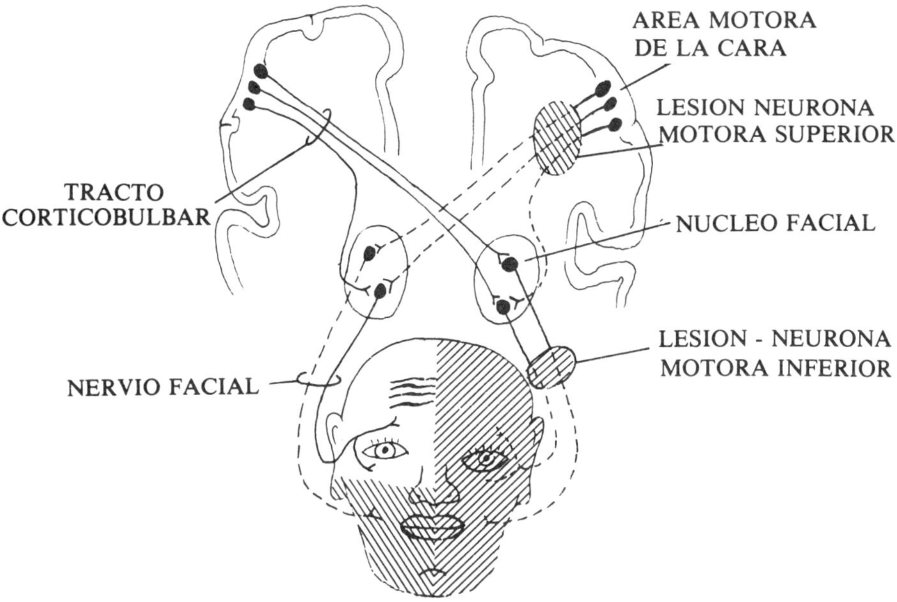

FIGURA 31: Parálisis facial producida por una lesión de las neuronas motoras, superior e inferior del NC-7. Las zonas sombreadas en la cara representan las zonas de la parálisis facial. (Modificado de Clark, R.G., Manter & Gatz's Essentials of Clinical Neuroanatomy and Neurophysiology, F.A. Davis Co., Philadelphia, 1975).

aplanamiento del pliegue nasolabial. Si la lesión se encuentra a un nivel por encima del núcleo del NC-7, por ejemplo; una lesión de la neurona motora superior, solo se verá paralizada el area de la cara por debajo del ojo, esto resultará así por la inervación bilateral de la porción superior de la cara por los dos hemisferios cerebrales. Por lo tanto, el paciente típico que ha sufrido de un ''choque'' (stroke) que tiene una lesión de la neurona motora superior raramente necesita una tarsorrafia o blefarorrafia (operación que mantiene mediante sutura los párpados cerrados), mientras que el paciente que sufre de una parálisis de Bell (parálisis facial periferica -del NC-7- espontánea de etiología desconocida) si puede necesitar la blefarorrafia por la marcada dificultad para cerrar el ojo. En casos severos se producirá la resequedad del ojo a menos que los párpados se suturen pegados o que se aplique medicación tópica. La localización usual del daño en la parálisis de Bell es algún sitio en el canal facial (el que se localiza entre el meato acústico interno y el foramen estilomastoideo (Fig. 32), y podrían verse envueltas otras ramas del NC-7 (hasta el músculo del estribo, las glándulas salivares y lacrimales — figura 32). Dado a que el músculo del estribo amortigua las ondas de sonido, su no funcionamiento producirá o conducirá a una hiperacusia donde existe un aumento de la sensibilidad auditiva (ruidos se persiben excesivamente altos), usualmente la función vuelve después de la parálisis de Bell. Entonces el paciente puede experimentar las llamadas ''lagrimas de cocodrilo'', donde el paciente llorará al comer, en lugar de salivar, debido al crecimiento incoordinado de las fibras regenerativas salivares y lacrimales.

LOS TRACTOS LARGOS:

Los tractos principales que pasan a través del tallo cerebral, se ilustran en la figura 33. El tracto corticoespinal, lemnisco medio, tracto espinotálamico y tracto espinocerebeloso son los más importantes clínicamente. No se demuestra el tracto corticobulbar, el que acompaña al tracto corticoespinal y comunica, entre otras cosas, con los variados núcleos motores del tallo cerebral. Un daño unilateral del

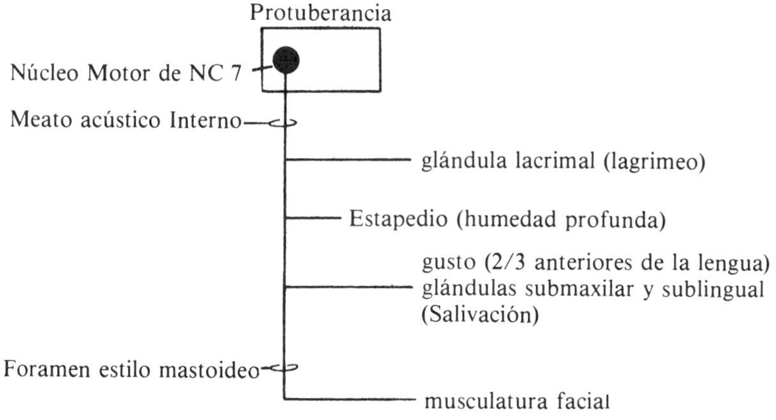

FIGURA 32: Vista esquemática del curso del NC-7.

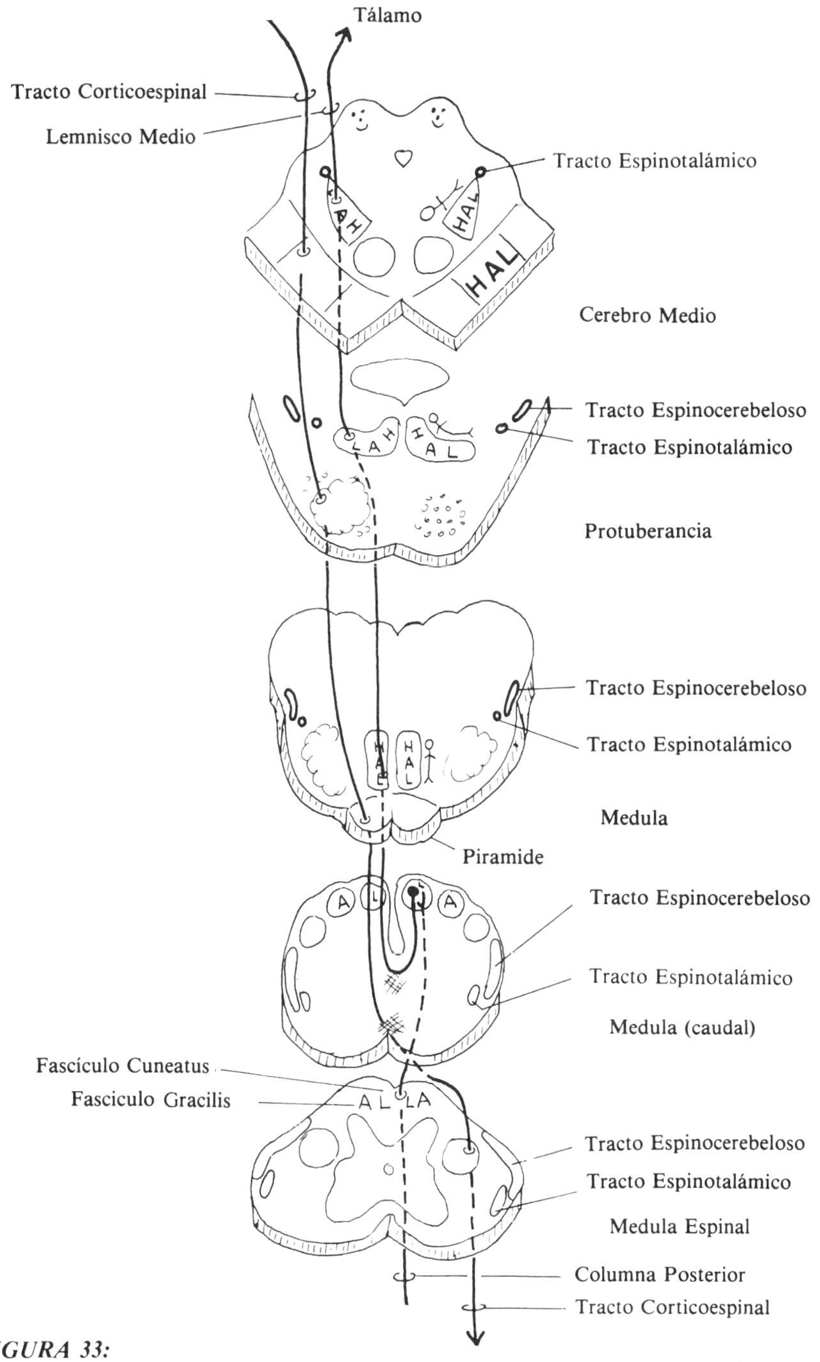

FIGURA 33:

La localización de las fibras de los tractos principales en la medula espinal y en el tallo cerebral. HAL (H-head, A-arm, L-leg) quiere decir en español, la figura representativa del cuerpo humano: el Hommunculus.

tracto corticobulbar no ocasionará una disfunción masiva porque cada tracto comunica bilateralmente con la mayoría de los núcleos motores de los nervios craneales. Si un tracto es dañado, el otro tracto conducirá la función. Las excepciones importantes son NC-7 y NC-12, en donde las lesiones de los tractos corticobulbares resultan en una parálisis facial baja, contralateral (Fig. 31), y en algunos pacientes, una debilidad contralateral de la lengua, (pregunta 5-4). Lesiones bilaterales de los tractos corticobulbares resultan en una disfunción marcada y profunda, llamada "parálisis pseudobulbar". Los pacientes que muestran este desorden experimentan una dificultad no solo con las expresiones faciales y el movimiento de la lengua, pero también con la masticación, el tragar, el hablar, y la respiración. Puede además haber episodios inapropiados de risa o de llanto.

Para fines clínicos prácticos, uno puede asumir que las fibras corticobulbares se cruzan contralateralmente de forma apropiada al mismo nivel del tallo cerebral que su núcleo motor de terminación.

La disposición topográfica del Hommunculus (e.i. "H.A.L." — Head, Arm, Leg), es mejor conocida por el lemnisco medio que por las otras vías de conducción de fibras. Formate la figura del Hommunculus (Mr. HAL) parado boca arriba en el lemnisco medio de la medula. Según nos acercamos al atea del sueño; en los centros cerebrales altos, Mr. HAL se va durmiendo, durmiendo hasta que a nivel del cerebro medio lo encontramos acostado. De la misma forma que tu te debes estar durmiendo, por lo que damos por terminado ahora mismo este capítulo.

Pregunta

4-1. Un paciente experimenta una disminución de la sensibilidad propioceptiva en la extremidad superior izquierda, una disminución de la sensación de dolor y temperatura en el lado izquierdo de la cara, y una disminución de la sensación de dolor y temperatura en el lado derecho del cuerpo, por debajo de la cabeza. ¿A donde se encuentra la lesión?

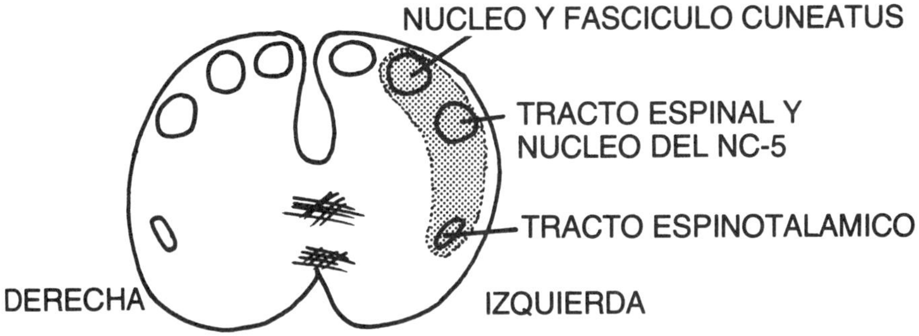

FIGURA 33-A. Respuesta: Medula caudal (ó cordón cervical superior)

CAPITULO 5: *EL SISTEMA VISUAL:*

La destrucción de un hemisferio cerebral resulta en una parálisis densa y pérdida de la sensibilidad de las extremidades contralaterales. Tales lesiones no resultan en la correspondiente pérdida de la visión o la parálisis ocular confinada al ojo contralateral. Más bien ambos ojos se ven afectados parcialmente. Ninguno de los ojos podrá moverse hacia el lado contralateral, ni podrá cada ojo apreciar el ambiente del lado contralateral.
(Fig. 34).

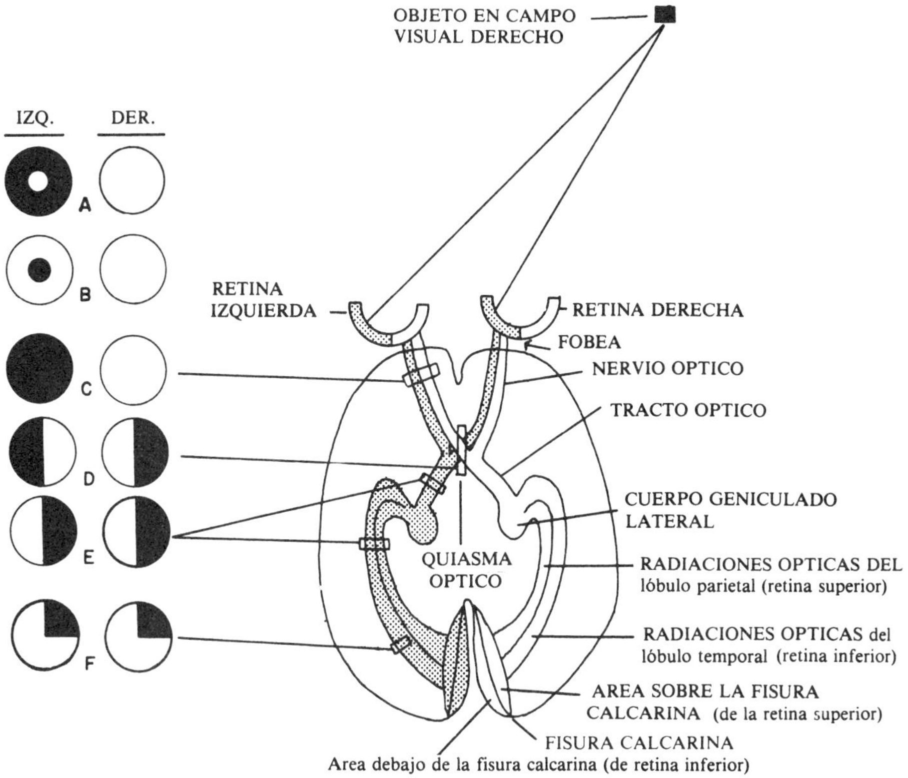

FIGURA 34:

Tractos visuales según son vistos por encima del cerebro. Letras A-F ilustran los defectos en el campo visual que siguen a las lesiones en las areas del cerebro correspondientes. Los círculos indican lo que el ojo derecho e izquierdo ven, (los campos visuales derecho e izquierdo). Las areas negras representan los defectos en el campo visual. A - campo del ojo izq. constricto (por ej.: glaucoma en estado avanzado). Cuando ambos campos están constricto puede ser indicio de histeria. B -Escotoma central (por ej.: neuritis optica en esclerosis multiple) C- ceguera total del ojo izq. D - Hemianopsia bitemporal (por ej.: tumor de la glándula pituitaria) E -Hemianopsia homónima der. (por ej.: en "choque"). F - Cuadrantanopsia superior derecha.

Las fibras ópticas temporales, a la fovea se conectan al cerebro del mismo lado. Las fibras ópticas nasales a la fovea, cruzan del lado opuesto en el quiasma óptico. Una lesión del tracto óptico de la derecha, resulta por lo tanto en la pérdida del campo visual izquierdo de cada ojo.

Nota en la figura 34 que el campo visual izquierdo recae sobre la mitad derecha de cada retina: el campo visual superior recae sobre la retina inferior. El campo visual izquierdo se proyecta hacia el lado derecho del cerebro. Similarmente, el campo visual superior se proyecta por debajo de la fisura calcarina en el lóbulo occipital. En otras palabras, todo está boca abajo y alrevés, cuando pensamos en términos de campos visuales. Por ejemplo, un paciente con una lesión por debajo de la fisura calcarina derecha experimentará un "déficit" del campo visual superior izquierdo, (Fig. 35).

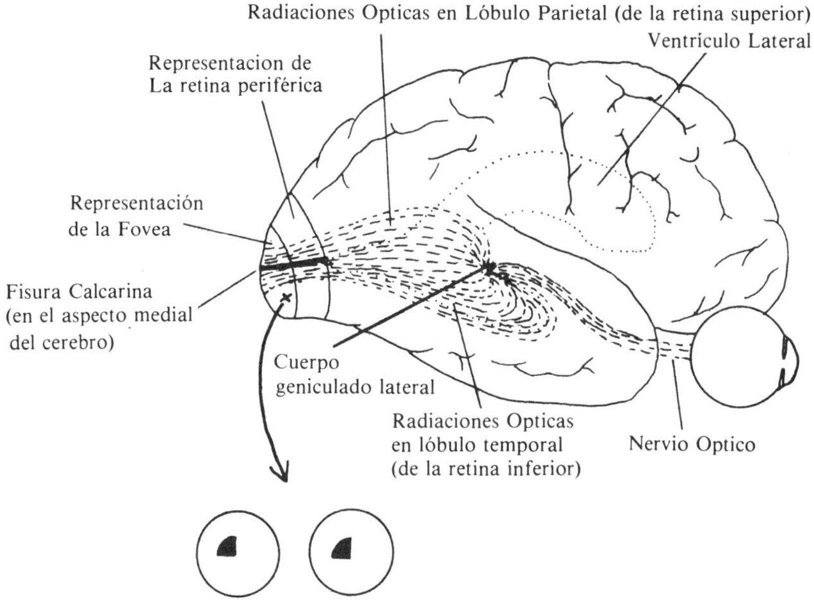

FIGURA 35:
Vista lateral de los tractos visuales, mostrando los defectos del campo visual resultantes de una lesión por debajo de la fisura calcarina derecha, en la región de la Fovea de la corteza Occipital. (Modificado de Cushing H., Trans. A. Neurol. Assoc. 47:374-433, 1921)

El centro de la retina (la fovea, que es el area la visión más aguda) proyecta hasta la punta del lobulo occipital (Fig. 35). Por lo tanto, un paciente que sufre un golpe severo en la parte de atrás de la cabeza, puede experimentar escotomas (defectos en el campo visual) centrales y bilaterales, si ambos lóbulos occipitales son destruídos.

REFLEJOS OPTICOS

Reflejo pupilar (contracción) por la luz:

A diferencia de los tractos que median en la visión, los que envuelven una sinápsis en el cuerpo geniculado, el reflejo pupilar a la luz envuelve un tracto directo al

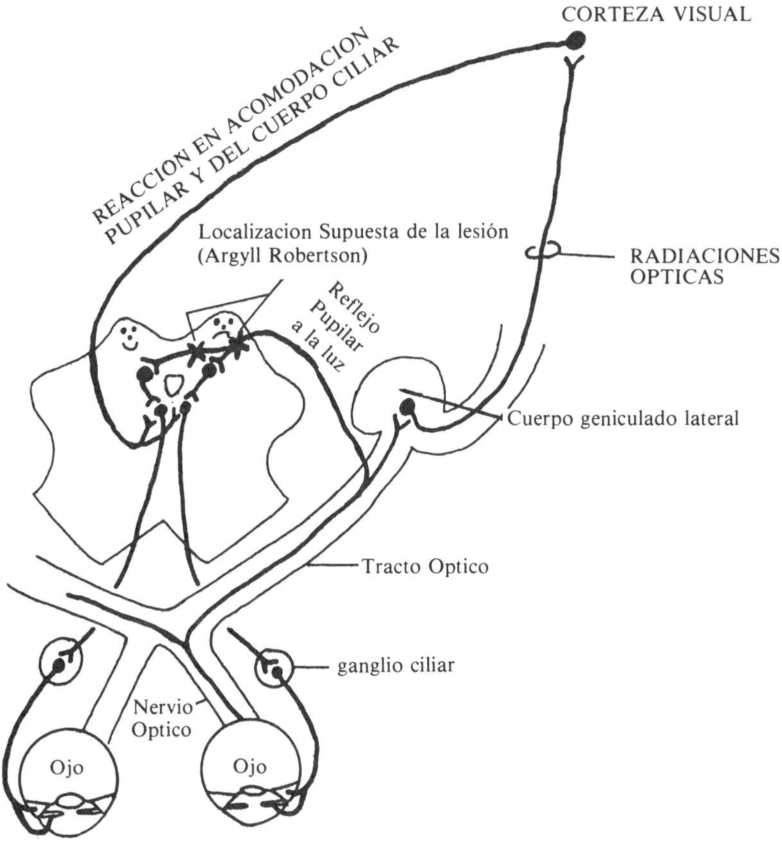

FIGURA 36:

Tracto para la acomodación y reflejo pupilar a la luz. Las lesiones presumidamente ilustradas también interrumpen las fibras del reflejo a la luz que se cruzan del lado opuesto del tallo cerebral. El tracto mostrando la inervación del ojo es altamente esquemático; los tractos del reflejo de la luz envuelven solamente la contracción pupilar, mientras que los tractos de acomodación afectan tanto la contracción pupilar como la acomodación de los cuerpos ciliares.

cerebro medio desde el tracto óptico, (Fig. 36). Alumbrando con una luz un ojo, normalmente se produce una contracción de ambas pupilas (a esto se le denomina reflejo consensual), como puede ser deducido de las conecciones ilustradas en la figura 36.

Acomodación:

La acomodación (Fig. 36) envuelve a la corteza visual y de ahí hacia atrás, y tiene sentido; ya que necesitamos de nuestra corteza cerebral para determinar que algo está fuera de "foco" antes de que podamos mandar direcciones para corregir el foco. La enfocación ocurre al estimularse el músculo liso del cuerpo ciliar en el ojo a contraerse, de esta forma facilita que el lente cambie su forma (acomodación). Durante la acomodación no solamente el lente enfoca, si no que también la pupila se contrae, ambas acciones de músculos lisos son mediadas por componentes parasimpáticos del NC-3.

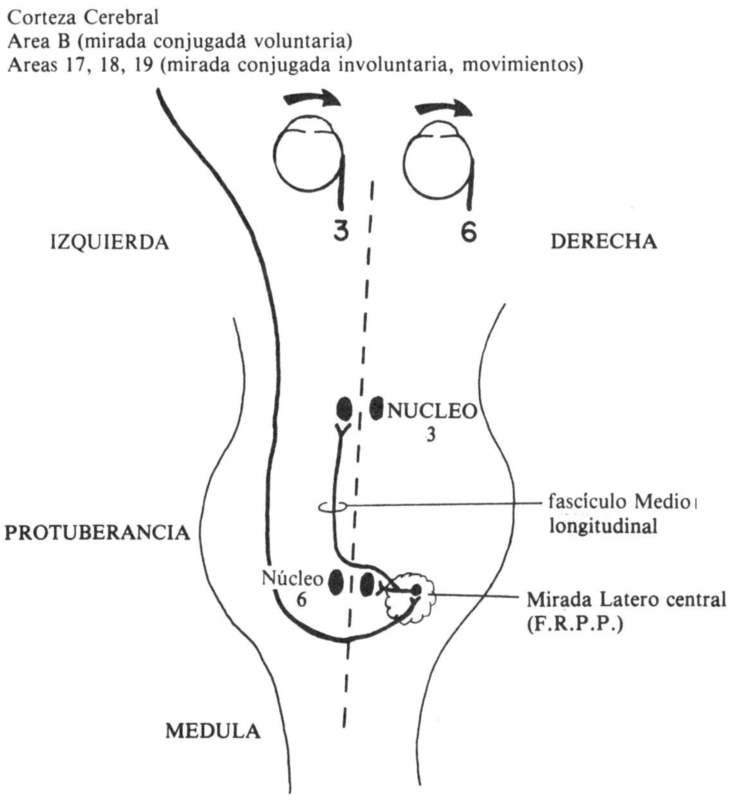

FIGURA 37: El tracto para la visión lateral conjugada. F.R.P.P. - Formación Reticular Pontino-Paramedial.

La pupila sifilítica (Argyll Robertson) también conocida como "pupila de prostituta", porque se acomoda pero no reacciona; se contrae durante la acomodación, lo que es normal, pero no se contrae frente a la luz. Se considera que la lesión es localizable en el area pretectal del colículo superior, (Fig. 36).

Visión conjugada:

Un daño a las areas motoras de la corteza cerebral produce una parálisis contralateral de las extremidades. No produce una pérdida de todos los movimientos contralaterales de los músculos del ojo, pero si una incapacidad de cada ojo a mirar el ambiente contralateral. Siguiendo a una lesión del area visual-motora izquierda (Area de Brodman - 8: ver figura 52), el paciente no podrá mirar hacia la derecha. Sus ojos tienden a desviarse hacia la izquierda. En escencia "miran en dirección de la lesión". Esto ocurre porque el tracto del hemisferio izquierdo inerva al músculo recto lateral derecho. (NC-6 derecho) y el músculo recto medial izquierdo (NC-3 izquierdo). Ver figura 37. Ambos músculos, el recto lateral derecho y el recto medio izquierdo dirigen al ojo hacia la derecha.

Una lesión bilateral del fascículo longitudinal medio, muy comunmente observado en esclerosis multiple, produciría una habilidad decreciente de cualquiera de los ojos a mirar centralmente, (Figs. 37, 38). En este caso, ambos ojos podrían converger porque el tracto de convergencia (así como la mirada vertical) es diferente al tracto de la visión lateral conjugada. La condición resultante de las lesiones al fascículo longitudinal medio es conocida como el Síndrome del F.L.M. ú oftalmoplejía internuclear, (Fig. 38).

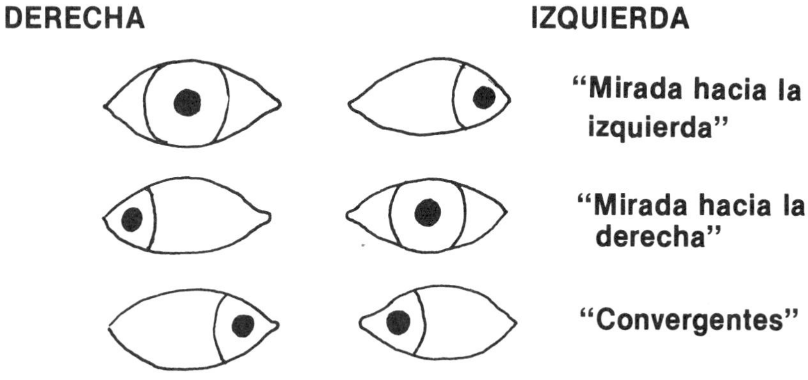

FIGURA 38: Oftalmoplejía Internuclear.

La convergencia y la mirada vertical aparentemente envuelve circuitos en el cerebro medio cerca (aunque no dentro) del colículo superior. Por lo tanto, puede surgir dificultad para la convergencia y la mirada vertical, de tumores de la glándula pineal que ejerce presión sobre el tallo cerebral a nivel del colículo superior. Contracción pupilar y parálisis de la mirada vertical seguida de lesiones cerca del colículo superior se conoce como síndrome de Parinaud.

Nistagmo:

Nistagmo es el espasmo clónico de los músculos motores del globo ocular que produce movimientos involuntarios repetidos de éste en varios sentidos: horizontal, vertical, oscilatorio, rotatorio o mixto. La forma más común de nistagmo es el nistagmo rítmico-horizontal, forma en la que los ojos se mueven lentamente en una dirección y luego sobreviene un rápido movimiento en dirección opuesta. Es normal el tener cierto grado de tal nistagmo al intentar la mirada lateral externa, pero grados marcados se consideran anormales y son observados y encontrados en numerosas condiciones clínicas. El nistagmo vertical es siempre anormal, significando un desorden en la función del tallo cerebral. El nistagmo pendular en la cual los ojos se mueven a velocidades iguales en ambas direcciones, comunmente es congénito o se presenta luego de prolongados periodos de ceguera.

El tracto para el nistagmo es tan complicado, que la situación es mejor explicarla en un pequeño cuento.

Es de conocimiento general que el tallo cerebral es bien tonto y lento, siendo la parte más primitiva del cerebro. La corteza cerebral, siendo de un desarrollo evolucionario relativamente reciente, es lista y rápida. Un día un hombre iba manejando su carro, cuando de pronto alguien sentado a su derecha tiró un poco de agua fría en

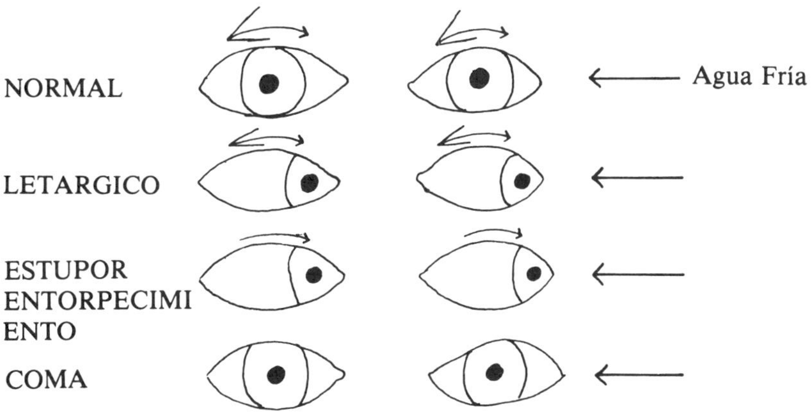

FIGURA 39:
Respuesta a prueba calórica fría en estados de conciencia alterada. Las flechas pequeñas indican la fase lenta del nistagmo. Las flechas grandes indican las faces rápidas.

su oído derecho, (la prueba clínica conocida como "prueba calórica fría"). El tonto tallo cerebral mueve sus ojos perezosamente hacia la derecha, mientras murmura lentamente, en un tono bajito; "¡Jey-y-y-y-y!", "¿Quién arrojó un chorro de agua fría en mi oído?". Alarmada ante esto, la rápida e inteligente corteza cerebral, devuelve bruscamente los ojos a su posición original, gritando; "¡Jey!, ¡Vuelvan hacia el frente y miren a la carretera!". Estos son los componentes lentos y rápidos del nistagmo, siguiendo la prueba calórica fría. La utilidad clínica de esta prueba, pronto se pondrá de manifiesto luego de la pequeña información adicional que proporcionaremos más adelante.

Todos sabemos que según la conciencia declina en actividad, digamos con el sueño, la corteza cerebral se deprime más facilmente que el tallo cerebral. Afortunadamente, esto es así, ya que si el tallo cerebral se durmiera, podriamos perder algunas funciones vitales como el control de la respiración, cuyo control se encuentra o está localizado en el tallo cerebral. Se necesita un cambio ambiental bastante severo para deprimir al tallo cerebral. Con esta información prodremos ahora predecir la respuesta del reflejo ocular a la prueba calórica fría y entender su aplicación clínica.

Estado de Conciencia:

Es un estado normal de conciencia (figura 39), cuando agua fría es introducida en el oído ocurre nistagmo, con un componente lento (flecha pequeña) hacia el lado del estímulo, seguido de un componente rápido (flecha grande) hacia la dirección opuesta. No hay una desviación neta del ojo. A medida que el paciente se vuelve letárgico, la corteza comienza a dormirse primero, de tal forma que el componente rápido del nistagmo se vuelve menos pronunciado. Ahí todavía hay nistagmo pero también una desviación sin el movimiento rápido del nistagmo, ya que el componente cerebral está defectuoso. En estados de coma, el tallo cerebral se deprime y no hay ningún movimiento presente. Mientras que el último patrón descrito acurre en casos de coma reales, el primer patrón aparece en pacientes simulando un estado comatoso.

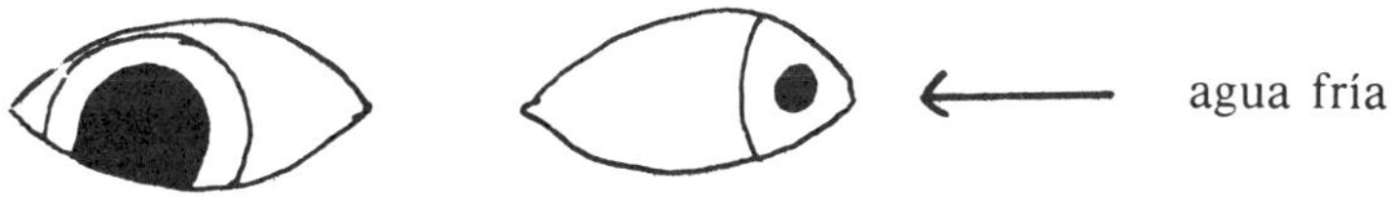

FIGURA 40: Respuesta a la prueba calórica fría en casos de parálisis derecha del tercer par craneal (tercer nervio).

Parálisis Muscular (Paresis):

La prueba calórica fría puede confirmar la sospecha de la parálisis del NC-3 ó NC-6 en un paciente sumergido en un estupor (figura 40). Por ejemplo, el "uncus", una porción del lóbulo temporal, localizado particularmente cerca del NC-3 (figura

9), puede herniarse contra el NC-3 y dañarlo, siguiéndole a esto una hemorragia subdural, resultando en una pupila ampliamente dilatada, fija (que no responde a la luz). La prueba calórica fría, mediante la confirmación de la presencia de una debilidad del musculo recto medio, ayuda a confirmar que la dilatación pupilar se debe a una lesión del NC-3 y no a otras causas (por ejemplo, alguien colocando gotas para dilatar la pupila sin comunicarselo a nadie).

Fenómeno de los "Ojos de Muñeca":

Al gírar la cabeza repentinamente hacia un lado, existe la tendencia en pacientes sin daño del tallo cerebral a que los ojos se queden rezagados. Este el el fenómeno de los ojos de muñeca, como ocurre en las muñecas, cuyos ojos miran hacia abajo cuando la cabeza está inclinada hacia atrás. El reflejo se cree que está mediado por el tallo cerebral, y cualquier asimetría o falta de respuesta se cree que refleja una disfunción del tallo cerebral significativa. Por supuesto, es inteligente saber antes de llevar a cabo esta prueba que el paciente no tiene el cuello roto.

PREGUNTAS:

5-1. Una mujer de 53 años de edad reporta que su núcleo Ambiguo no se siente bien, ¿cuales son sus síntomas?
Respuesta: Ronquera (a menudo aunque no siempre, presente con lesiones del NC-10) y dificultad para tragar.

5-2. Un paciente que ingiere crónicamente grandes dosis de estreptomicina, quinina y aspirina, comienza a quejarse de la pérdida bilateral de la audición. ¿Por qué?
Respuesta: Todos estos agentes pueden afectar y dañar el nervio auditivo.

5-3. Resume qué tipo de lesión produce los siguientes signos y síntomas:

A. Hemiplejía derecha, debilidad izquierda de la lengua (la lengua se desvía hacia la izquierda al sacerla fuera de la boca), atrofia y fasciculación izquierda de la lengua.
Respuesta: Médula, piramidal izquierdo y nervio hipogloso izquierdo, (figura 41-A). Al manejar una bicicleta, cuando se empuja contra el lado derecho del manubrio, se producirá un giro de la rueda hacia la izquierda. Similarmente, un debilitamiento izquierdo de la lengua resultaria en una desviación de la lengua hacia la izquierda al intentar sacarla fuera de la boca.

B. Los síntomas anteriores más la pérdida de la sensibilidad propioceptiva en las extremidades superiores derecha e izquierda.
Respuesta: Piramidal izquierdo, nervio hipogloso izquierdo, mas lemnisco medio izquierdo, como podría ocurrir en una oclusión de la arteria espinal anterior (figura 41-B).

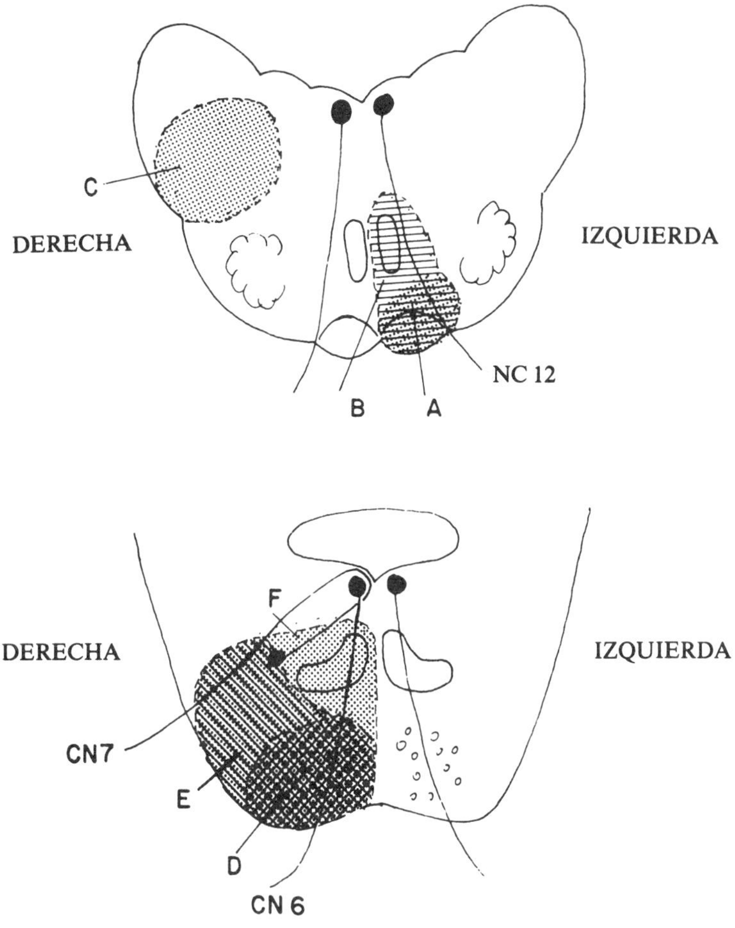

FIGURA 41: Localización de las lesiones. Las letras se refieren a la pregunta 5-3.

Nota en la figura 9 que la entrepierna de "Willis" se localiza entre la unión de la protuberancia y la medula. Esto quiere decir que la arteria espinal anterior, arteria vertebral y la arteria cerebelosa postero-inferior pasan por encima de la medula en su trayecto. Estas tres arterias dan ramas a la medula, la arteria espinal anterior, siendo la más central, irriga el área en la que se describe la lesión. El area más lateral de estas tres, es irrigada por la arteria cerebelar postero-inferior (figura 42). La protuberancia es irrigada por ramas vasculares de la arteria Basilar, arteria cerebelar antero-inferior y arteria cerebelar superior.

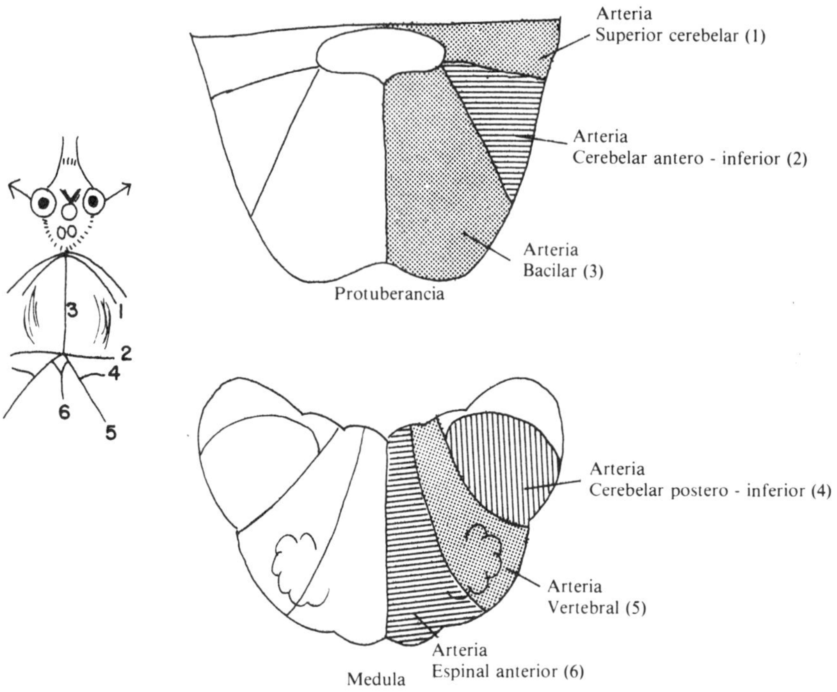

FIGURA 42: Irrigación vascular (esquemática) del tallo cerebral.

C. Disfunción cerebelar con ataxia del lado derecho, pérdida de la sensibilidad del dolor y temperatura del lado derecho de la cara y de la extremidad izquierda, superior e inferior. Ronquera, dificultad para tragar, pérdida del gusto del lado derecho, vértigo y nistagmo.
Respuesta: Este es el clásico síndrome de la arteria cerebelosa postero-inferior (figura 41-C), la que puede trombosarse. Disfunción cerebelar -tracto espinocerebeloso derecho-. Pérdida de la sensibilidad derecha, para dolor y temperatura -lesión del tracto espinal y del núcleo derecho del NC-5. Pérdida de la sensibilidad del dolor y la temperatura en extremidades izquierdas, superior e inferior -lesión del tracto espinotalámico derecho- (recuerda que se cruza de un lado al otro). Ronquera y dificultad para tragar -núcleo ambiguo derecho-. Gusto -núcleo solitario derecho-. Nistagmo -irritación del núcleo vestibular.

D. El ojo derecho no puede realizar el movimiento de abducción (moverse lateralmente); hemiplejía izquierda.
Respuesta: Lesión de la protuberancia derecha envolviendo el NC-6 además del tracto corticoespinal (figura 41-D).

E. El caso D, además de parálisis derecha facial periférica total.
Respuesta: Protuberancia incluyendo fibras del NC-7, (figura 41-E).

F. Caso E, además de pérdida del sentido de posición y vibración del lado izquierdo.
Respuesta: Protuberancia con envolvimiento del lemnisco medio derecho, (figura 41-F).

G. Sordera izquierda progresiva y parálisis facial izquierda, (neurona motora inferior), ausencia del lado izquierdo de la respuesta calórica fría.
Respuesta: Un defecto en la audición envuelve el núcleo coclear, el NC-8 u otras areas periféricas ya que existe un pequeño efecto en la audición con lesiones centrales a estos niveles (representación bilateral de la audición). La lesión puede producirse por un tumor en el ángulo ponto-cerebeloso (el ángulo entre protuberancia, medula y cerebelo), por ejemplo, un neuroma acústico que afecta el NC-7 y el NC-8.

H. Parálisis del brazo y pierna izquierda y del músculo masetero derecho. Anestesia facial derecha. Anestesia de las extremidades izquierdas superior e inferior. Parálisis izquierda de la lengua. Parálisis izquierda de los musculos faciales inferiores. Parálisis izquierda de la mirada conjugada.
Repuesta: Una lesión de la protuberancia afecta el tracto corticoespinal derecho, el núcleo motor derecho del NC-5, (un pequeño núcleo confinado a la protuberancia), núcleo sensorial derecho del NC-5, tracto espinotalámico derecho y lemnisco medio. También puede haber interrupción del tracto corticobulbar en la derecha, antes que las fibras cruzen del otro lado, al núcleo izquierdo del NC-12 y NC-7. Parálisis de la mirada lateral izquierda envuelve la interrupción de los tractos para la mirada conjugada, previo a su cruzamiento al centro de la mirada lateral izquierda, (figura 43-H).

I. Parálisis de los músculos faciales inferiores y de la extremidad superior derecha y la incapacidad de adducción (movimiento de acercamiento a la línea media del cuerpo), del ojo izquierdo. Ptosis parpebral izquierda y dilatación de la pupila izquierda. Desviación derecha de la lengua.
Respuesta: Lesión del cerebro medio. Parálisis de la extremidad superior derecha -región media del tracto piramidal izquierdo, incluyendo las fibras que aún no se han cruzado, (neurona motora superior), del núcleo derecho del NC-7 y NC-12. Daño de las fibras izquierdas del NC-3 produciéndose una ptosis izquierda y una dilatación pupilar izquierda, (figura 43-I).

J. Incapacidad de adducción del ojo izquierdo. Diplopía (visión doble) de la mirada lateral derecha, además de una hemianestesia de todas las modalidades sensitivas del lado derecho.
Respuesta: Envolvimiento izquierdo del NC-3 a nivel del cerebro medio (figura 43-J). Envolvimento de los tractos del lemnisco medio y del espinotálamico, los que se encuentran a este nivel en contacto directo (en contraste con sus posiciones separadas a nivel de la medula-ver figura 33).

K. Cefalea localizada del lado izquierdo. Parálisis total del lado izquierdo de la cara con vértigo y pérdida de la audición izquierda, sin ningún otro deficit neurológico.

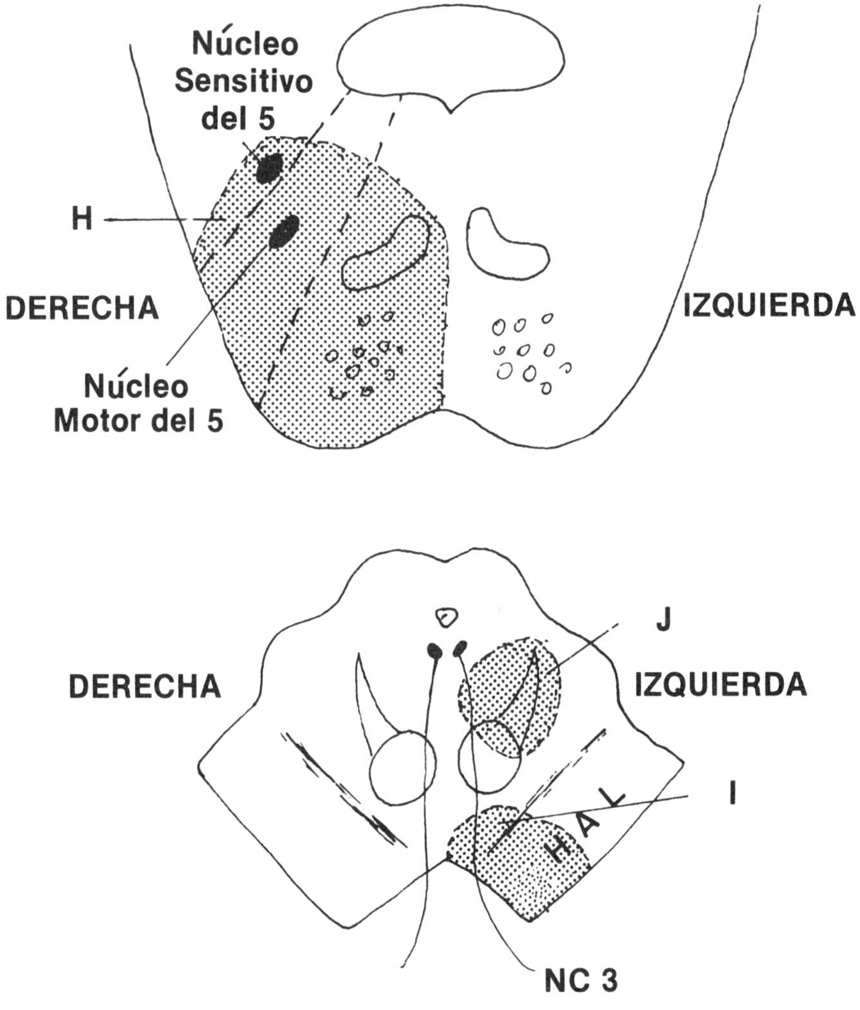

FIGURA 43: Localización de las lesiones. Las letras se refieren a la pregunta 5-3.

Respuesta: Tumor en el ángulo cerebelopontino izquierdo (afuera del tallo cerebral).

L. Nistagmo, oftalmoplejía internuclear bilateral, escotoma central en el ojo derecho, debilidad de la extremidad inferior derecha con signo de Babinsky positivo en la derecha. Incontinencia urinaria. Ptosis derecha y dificultad para la adducción del ojo derecho.

Respuesta: Deben postularse múltiples lesiones, probablemente secundarias a esclerosis múltiple. La otra causa mayor de lesiones múltiples del sistema nervioso central es el cáncer metastásico.

5-4. ¿Qué deficits ocurrirían en los nervios craneales luego de la destrucción del hemisferio cerebral izquierdo?
Respuesta: NC-1: pérdida del olfato del lado izquierdo. NC-2: hemianopsía homónima derecha. NC-3, NC-4, NC-6: pérdida de la mirada conjugada derecha. NC-5: hemianestesia facial derecha. Solo un pequeño defecto motor al masticar del lado derecho, debido a la inervación bilateral del núcleo motor del NC-5. NC-7: parálisis facial inferior derecha. NC-8: pequeño defecto debido a la representación bilateral. NC-9, NC-10: no hay defecto significante -inervación bilateral-. NC-11: función decreciente en la derecha (mínima). NC-12: variable paresis contralateral de la lengua.

Tu podrás recordar los defectos motores de la mayoría de los N.C. superior a las lesiones de los núcleos motores si te fijas en cuales de las maniobras musculares te dan dificultad para ejecutar. A la mayoría de nosotros se le hace difícil el levantar una sola ceja a la vez o tratar de mover un solo ojo, o morder exclusivamente de un solo lado o tragar o hablar de un lado. Estas dificultades coinciden con la inervación bilateral de los nervios craneales.

5-5. ¿Quién viene a la oficina del médico primero? -Un paciente con constricción del campo visual, como sucedería en un estado avanzado de glaucoma ó un paciente con escotoma central, como sucedería en esclerosis múltiple-, (figura 34).
Respuesta: En paciente con el escotoma central. Está asociado a una caida profunda de la agudeza visual debida a un envolvimiento de la fovea. El paciente con el campo visual constrictivo puede tener una visión 20-20 y estar ajeno de la constricción gradual del campo visual. De aquí la razón de las glaucomas que pasan desapercibidas rutinariamente en las oficinas médicas.

5-6. A un paciente de un solo ojo, se le ha ilustrado su campo visual en la figura 44. ¿Dónde está la lesión?
Respuesta: Es imposible decir si la lesión corresponde a una hemianopía homonima o a una hemianopía bitemporal. La lesión envuelve el quiasma óptico ó está localizada en algún punto entre el quiasma y la corteza visual en la izquierda.

5-7. Un paciente amistoso se presenta a la sala de emergencias por una erupción en la piel de un pie. El exámen físico fue normal, aunque el médico describe una pupila derecha ampliamente dilatada. Al médico llama inmediatamente al neurocirujano para que éste le haga al paciente, con carácter de emergencia, -agujeros en el cráneo para drenar el hematoma subdural, que aparentemente estaba produciendo una herniación y una lesión del NC-3. ¿En qué falló médico? ¿Qué otra cosa debió considerar antes de hacer su diagnóstico?
Respuesta: Pacientes con una herniación uncal y una compresión del tallo cerebral tienden a estar bastante enfermos. Este paciente no lo estaba. La dilatación pupilar pudo haber estado causada por la administración accidental de gotas dilatantes en el ojo o pudo haber sido el caso de una pupila congenitamente dilatada, ("pupila de Adie" - en este síndrome, la pupila se encuentra siempre dilatada y responde mínima, lenta y perezosamente a la luz). Esto se acompaña de otros signos del NC-3 tales como ptosis, o defectos oculomotores.

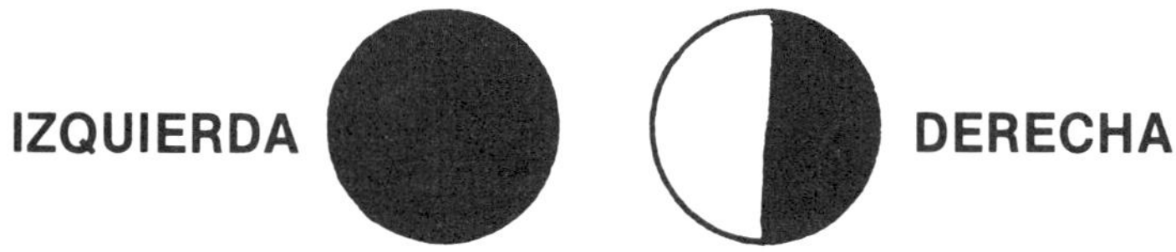

FIGURA 44: Defecto del campo visual mencionado en la pregunta 5-6.

5-8. El ojo de un paciente luce raro. El párpado superior izquierdo aparece más alto que el derecho. La pupila del ojo izquierdo es más grande que la del ojo derecho. ¿Qué simple lesión es responsable de esto?
Respuesta: El síndrome de Horner en la derecha. Nota que resulta difícil determinar por la apariencia sola en qué lado se encuentra el defecto. En este caso el defecto se encuentra en la derecha, aunque la apariencia del paciente indique lo contrario.

5-9. Un paciente tiene auscencia de reflejo pupilar a la luz en el lado izquierdo. Hay reacción a la luz en ambos ojos cuando se pone la luz frente al ojo derecho. ¿Dónde está la lesión?
Respuesta: La lesión se encuentra en el NC-2 izquierdo.

5-10. Hay reacción pupilar a la luz en el ojo derecho solamente, cuando se coloca la luz frente al ojo izquierdo o al ojo derecho. ¿Dónde está la lesión?
Respuesta: El NC-3 izquierdo está lesionado.

5-11. ¿Dónde está la lesión en un paciente que es incapaz de mover el ojo derecho más allá de la línea media al efectuar la mirada conjugada izquierda, pero que tiene una habilidad de convergencia.
Respuesta: Fascículo longitudinal medio derecho (oftalmoplegía internuclear), ver figura 37.

5-12. Hay una sola area del Sistema Nervioso donde el núcleo de neuronas sensitivas primarias está localizado dentro del Sistema Nervioso Central en lugar de estar fuera del ganglio. Este el el núcleo mesencefálico del NC-5, (figura 27), el que contiene el núcleo de las fibras propioceptivas del NC-5. ¿Es esto un hecho clínico importante o no?
Respuesta: No lo es.

5-13. En el reflejo corneal, ambos ojos normalmente parpadean al tocar cualquiera de las dos corneas. Si ninguno de los ojo parpadean al tocar la cornea izquierda, ¿cuál nervio probablemente esté afectado?
Respuesta: El NC-5 derecho.

5-14. Si solo el ojo izquierdo parpadea al tocar la cornea derecha o la cornea, izquierda, ¿cuál nervio craneal está probablemente envuelto?
Respuesta: El NC-7 derecho.

5-15. Si te introduces un dedo en el oído izquierdo y te tocas con un diapazón en movimiento, el punto medio de la frente (o simplemente zumbas), ¿cuál oído deberá escuchar el sonido más fuerte?
Respuesta: El oído izquierdo, dado a que has simulado una perdida de la conductividad del oído izquierdo, en cuya conductividad por el hueso está acentuada. Oclusión por cerumen del oído y daño de la membrana timpánica ó del huesillo también causan una pérdida de la conductividad en oposición a la pérdida de la audición que es resultado del daño al NC-8.

5-16. ¿Por qué se debe examinar al NC-1 a un paciente en el cual se sospecha una lesión en el quiasma óptico?
Respuesta: Los tractos olfatorios (figuras 9, 47). pasan cerca del quiasma óptico.

5-17. Describe las acciones de los músculos recto superior y recto inferior y de los músculos oblicuo superior e inferior en referencia al movimiento del ojo hacia arriba y hacia abajo.
Respuesta: Los músculos recto superior y oblicuo inferior, elevan o suben el ojo. Los músculos recto inferior y oblicuo superior, elevan o suben el ojo. Los músculos recto superior e inferior actúan máximamente cuando el ojo es desviado temporalmente, (hacia afuera, hacia los temporales). Los músculos oblicuos actúan mayormente cuando el ojo es desviado nasalmente, (hacia la nariz, hacia adentro).

5-18. Lesiones bilaterales del cerebro o regiones ventriculares del tallo cerebral, pueden resultar en patrones anormales de respiración. El circuito neuronal preciso que se encuentra envuelto aún no se conoce muy claramente. Generalmente se localiza la lesión en los patrones que muestra la figura 44.

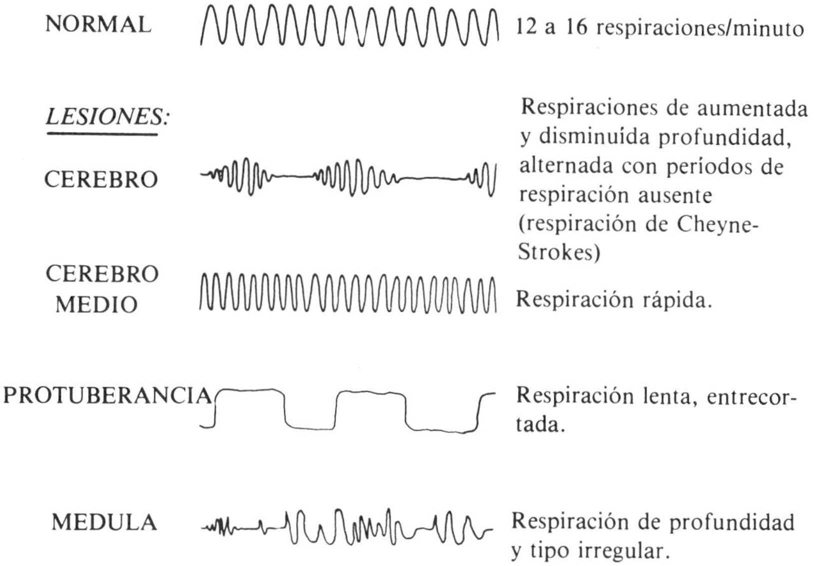

FIGURA 44A:

CAPITULO 6:

EL SISTEMA AUTONOMO Y EL HIPOTALAMO:

El sistema autónomo regula las glándula, músculo liso y músculo cardíaco. Contiene componentes simpáticos y parasimpáticos. El sistema simpatico en general es un sistema catabólico, consumidor de energía, como sucede cuando huímos, o peleamos, o como respuesta al peligro, por ejemplo; aumentando el gasto cardíaco y su poder de contracción y lanzando sangre a los músculos y corazón. El sistema parasimpático es un sistema anabólico, conservador de energía, por ejemplo; disminuye el gasto cardíaco y promueve la digestión y absorción de alimentos. Los cuerpos celulares de las fibras preganglionares simpáticas se encuentran en las columnas intermedio laterales de la medula espinal a nivel medular de D-1 a L-2, (Figuras 45, 46). Los del sistema parasimpático ocupan comparables posiciones en la medula espinal, a nivel medular de S-2 a S-4.

A.

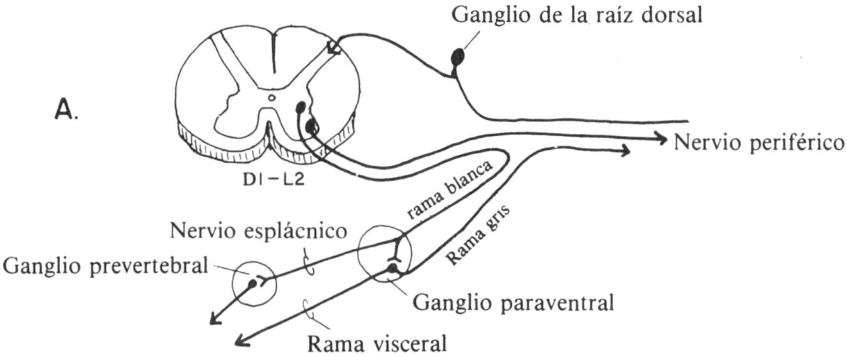

B.

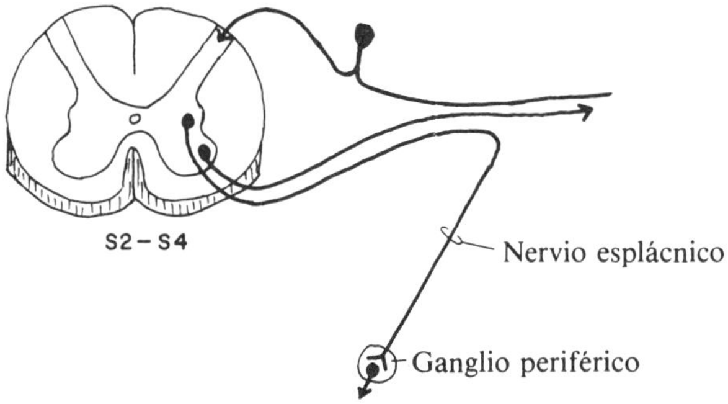

FIGURA 45: A. RUTAS DE LOS NERVIOS SIMPATICOS.
B. RUTAS DEL NERVIO PARA-SIMPATICO.

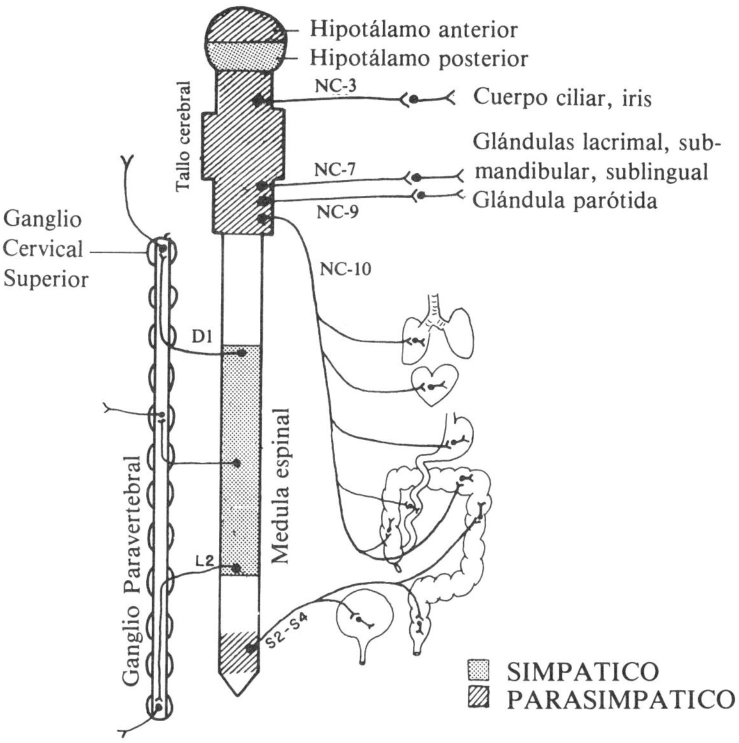

FIGURA 46: Vista esquemática del Sistema Nervioso Autónomo.

En adición, los nervios craneales 3, 7, 9 y 10, tienen componentes parasimpáticos, (3 - constricción pupilar y del cuerpo ciliar; 7 - lagrimeo y salivación; 9 -salivación; 10 - el vago y sus ramificaciones).

Con el propósito de extenderse por todo el cuerpo, las fibras del sistema simpático abandonan la medula espinal a nivel de D-1 a L-2, entran a la cadena ganglionar paravertebral y pueden viajar hacia arriba y hacia abajo a través de la cadena, recorriendo distancias considerables antes de hacer sinápsis (figura 46). La cadena simpática se extiende desde el foramen magnum al coccix y suple los puntos más distantes del cuerpo con fibras simpáticas post-ganglionares. Las fibras parasimpáticas alcanzan áreas ampliamente distribuídas a través del vago (figura 46).

Tanto el sistema parasimpático como el sistema simpático contienen 2 neuronas entre la medula espinal y la periféria. La primera sinápsis es colinérgica (conteniendo acetilcolina). Para el sistema simpático esta sinápsis está en la cadena paravertebral de ganglios simpáticos o más lejos, en los plexos ganglionares paravertebrales (figura 45-A).

Típicamente, las sinápsis parasimpáticas se localizan muy cerca ó dentro de las visceras. La sinápsis final del sistema parasimpático contiene acetilcolina, mientras que la sinápsis final del sistema simpático contiene noradrenalina, con la excepción de ciertas sinápsis, como las del sudor que contienen acetilcolina (es decir, son colinérgicas). En el cuadro que sigue, nota que las funciones secretoras en general son estimuladas por fibras colinérgicas.

Estructura	*Función Simpática*	*Función Parasimpatica*
Ojo:	Dilata la pupila (midriasis), no ejerce efecto significativo sobre el músculo ciliar.	Contrae la pupila (miosis), contrae el músculo ciliar (acomodación).
Glándula Lacrimal	No ejerce efecto significativo.	Estimula la secreción.
Glándulas Salivares	No ejerce efecto significativo.	Estimula la secreción.
Corazón		
-gasto cardíaco	Lo aumenta.	Lo disminuye.
-fuerza de contracción ventricular	La aumenta.	
Vasos sanguíneos	Dilata los vasos cardíacos y los de los músculos del esqueleto. Contrae los vasos del la piel y del sistema digestivo.	No ejerce efecto significativo.
Pulmones	Dilata los conductos bronquiales.	Contrae los conductos bronquiales. Estimula la secreción de la glándula bronquial.
Tracto gastrointestinal	Inhibe la motilidad y la secreción.	Estimula la motilidad y la secreción.
Esfínteres gastrointestinales	Los contrae.	Los relaja.
Medula adrenal	Estimula la secreción de adrenalina (fibras colinérgicas).	No ejerce efecto significantivo.
Vejiga Urinaria	¿Función?	La contrae.
Organos Sexuales	Responsable de la eyaculación.	Responsable de la erección

En casos de extremo temor, ambos sistemas pueden actuar simultáneamente, provocando un vaciamiento involuntario de la vejiga y del recto (parasimpático), junto con una respuesta simpática generalizada. En circunstancias más placenteras, es decir, en la excitación sexual, por ejemplo: el sistema parasimpático es responsable de la erección del pene y del clítoris y el sistema simpático controla la eyaculación.

Avanzando hacia el rostro desde la punta de la cola de la medula, primero encontramos el área parasimpática (S2-S4), seguida de la región simpática (D1-L2), entonces áreas parasimpáticas (NC-10, NC-9, NC-7 y NC-3), y entonces sucesivamente un área simpática y un área parasimpática, una secuencia alternada algo extraña. Las ultimas dos áreas son la parte posterior y anterior del hipotálamo (figura 46).

El hipotálamo, una estructura del tamaño de la uña del pulgar, es el control principal de sistema autónomo. Estimulación o lesiones no resultan, en músculo liso aislado, musculo cardíaco o efectos glandulares, si no en acciones organizadas que envuelven al sistema, como en las reacciones de temor o de rabia, como respuesta de una huída o una pelea, en aumento o disminución del apetito, en funcionamiento sexual alterado y control de la temperatura corporal. Por ejemplo: la estimulación del hipotálamo posterior podría provocar una conservación de la temperatura corporal y un aumento de la temperatura del cuerpo debido a la contracción de vasos sanguíneos cutáneos.

Muchos circuitos conectan el hipotálamo con variadas áreas de la corteza cerebral, tallo cerebral y tálamo. La figura 47 muestra el circuito Papez reverberado, el que se cree que está envuelto en los procesos concientes de felicidad. Este provee intercomunicación entre el hipocampo, hipotálamo, tálamo y corteza cerebral. Nota la entrada del sistema olfatorio, el cual también juega un papel en las emociones. Esto es evidente si alguna vez has visto dos perros oliendose uno al otro, o has captado la presencia de la sección de perfumes en una tienda por departamentos.

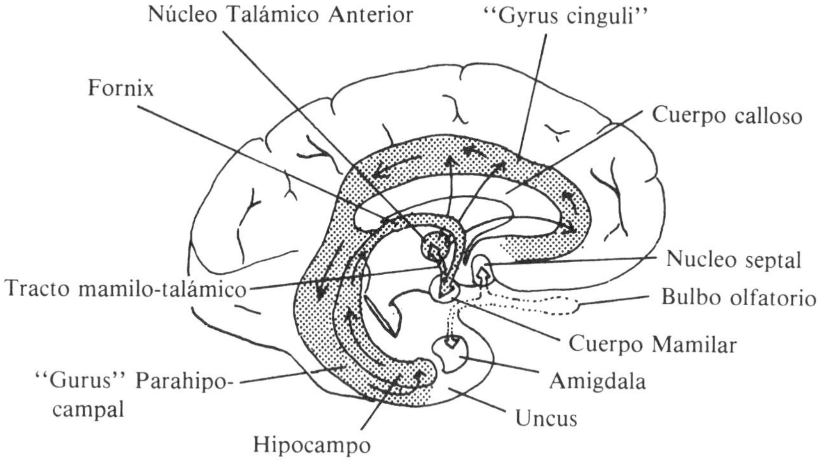

FIGURA 47:

EL CIRCUITO PAPEZ: (modificado de Clark, R.G., Manter and Gartz's Essentials of Clinical Neuroanatomy & Neurophysiology, F.A. Davis Company, Philadelphia, 1975.)

En el síndrome de Wernicke, el que ocurre en pacientes que sufren de alcoholismo y de desnutrición, se observa parálisis de los movimientos del ojo, paso o caminar atáxico y alteración del estado de conciencia asociado a hemorragias en el hipotálamo y otras regiones.

El síndrome de Korsacoff también ocurre en pacientes alcoholicos, y consiste en pérdida de la memoria, confución y fabulación asociada a lesiones en los cuerpos mamilares y áreas asociadas.

El hipotálamo se localiza cerca de la glándula Pituitaria. Un desorden de una estructura podría afectar a la otra. La figura 48 muestra las principales conecciones hipotálamo-pituitarias. Nota que fibras nerviosas de los núcleos paraventricular y supraóptico se conectan con la Pituitaria posterior. El núcleo paraventricular secreta la hormona oxitocina y el núcleo supraóptico secreta la hormona antidiurética (vasopresina). Estas hormonas son sintetizadas y transportadas en neuronas y luego liberadas al final de los nervios terminales en la Pituitaria posterior.

La Pituitaria anterior no contiene conecciones neuronales. En su lugar factores liberadores, son producidos en el hipotálamo y son liberados dentro de la circulación portal y entonces son transportados a la Pituitaria anterior donde estimulan células a que secreten varias hormonas, incluyendo la hormona adrenocorticotrópica, la hormona triotrópica, la hormona somatotrópica, la hormona estimulante del folículo y la hormona luteinizante.

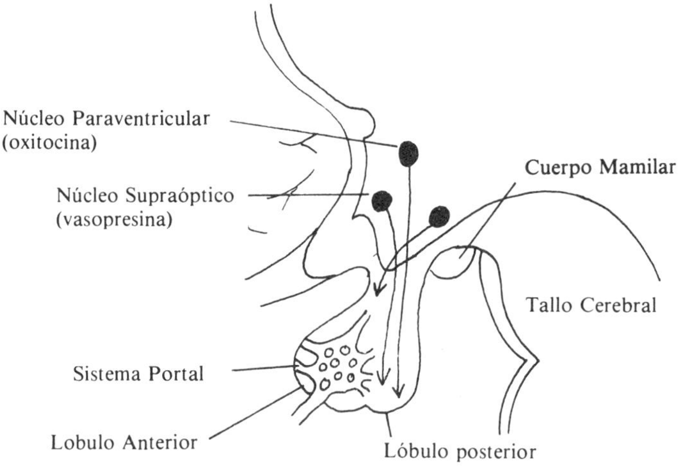

FIGURA 48: Conecciones entre el hipotálamo y la glandula Pituitaria.

Los desordenes del sistema autónomo incluyen:

1. *Síndrome de Riley-Day* (*disautonomía familiar*), una enfermedad asociada a cambios degenerativos en el Sistema Nervioso Central y el Sistema Autonómico Periférico. Entre los síntomas encontramos lagrimeo disminuído, aparición transitoria de manchas y ronchas en la piel, ataques de hipertensión, episodios de hiperpirexia y vómitos, deterioro de la discriminación del gusto, relativa insensibilidad emocional.

2. *Síndrome Adiposo-genital*, caracterizado por obesidad y desarrollo retardado de los caracteres sexuales secundarios, en ocasiones es asociado a lesiones en el hipotálamo.

3. *Pubertad Precoz*, puede resultar de un tumor en el hipotálamo.

4. *El resfriado común*. La elevación de la temperatura es aparentemente consecuencia de alguna influencia sobre el funcionamiento del hipotálamo.

5. *Tumores de la Pituitaria* pueden tener un efecto destructivo sobre la glándula Pituitaria y el hipotálamo por extensión directa, por ejemplo: en adenoma "cromo fóbico" y en "craniofaringioma" los que generalmente son tumores no secretantes. Si el tumor contiene tejido glandular funcionante como por ejemplo: en el adenoma acidofílico o adenoma basofílico, puede ocurrir entonces el efecto contrario, hipersecreción de hormonas pituitaricas.

6. *Diabetes insípida*. La vasopresina (hormona antidiurética) estimula la reabsorción de agua a nivel del riñón. Una interferencia en su produción, como sucedería en el caso de un tumor invasivo, conllevaría a una diabetes insípida, caracterizada por una excesiva sed, (se ingieren cerca de 20 litros diarios).

7. *Síndrome de Horner* — interrupción de los nervios cervicales simpáticos (o en algunos casos, la interrupción de sus origenes centrales en la medula espinal y el tallo cerebral), lleva a una ptosis, miosis y una disminución de la sudoración en el lado afectado de la cara. En ocasiones este es el resultado de un tumor en el ápex del pulmón, (tumor de Pancoast) que interrumpe las fibras en su trayectoria desde el ganglio cervical (el ganglio mas anterior de la cadena simpática) a la arteria carótida en su camino a la orbita.

Procesos quirúrgicos son realizados, que interrumpen la inervación simpática de las extremidades inferiores, con el propósito de aumentar la circulación en los casos de insuficiencia vascular.

PREGUNTAS:

6-1. ¿Qué tipo de fibras -simpáticas o parasimpáticas- son afectadas cuando ocurre una lesión de la cola de caballo de la medula a nivel de L-5?
Respuesta: Las fibras parasimpáticas. La última raíz nerviosa simpática que sale a través de su foramen lo hace a nivel vertebral de L2. Los nervios parasimpáticos S2-S4 se originan en la medula espinal en la vecindad donde la medula termina -a un nivel vertebral de L1-L2.

6-2. Dibuja la apariencia de un ojo en; A- Síndrome de Horner derecho, B- una lesión del NC-3 derecho, C- una lesión del NC-7 derecho.
Respuesta: Ver figura 49.

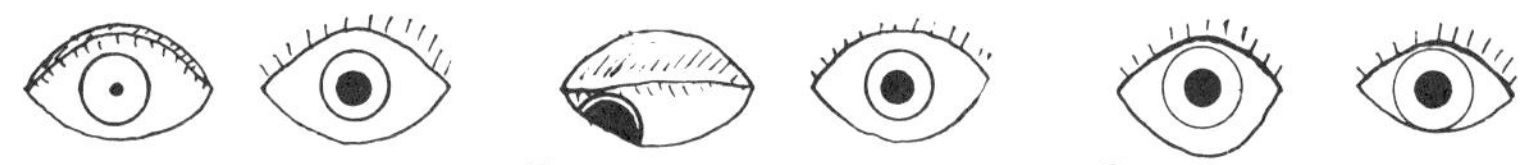

A. B. C.

FIGURA 49:

Respuesta a la pregunta 6-2. A- Miosis con ligera ptosis. B- Pupila fija, dilatada y marcada ptosis. C- No hay cambios pupilares. La fisura interpalpebral puede estar ligeramente más ancha en la derecha por la pérdida del tono muscular del músculo oculo orbitario, (NC-7).

6-3 ¿Por qué los pacientes que padecen de dolores de migraña en ocasiones presentan una pupila contraída durante el ataque de migraña?
Respuesta: Un edema de la arteria carótida durante el ataque de migraña puede comprometer los nervios simpáticos que viajan con la arteria carótida y sus ramas.

6-4 ¿Qué es el ''Locus Coeruleus''?
Respuesta: Es el núcleo del tallo cerebral que contiene norepinefrina, localizado cerca del núcleo mesencefálico del NC-5. Se proyecta a extensas áreas del cerebro y puede tener un efecto general en la modulación de las funciones del cerebro.

6-5: ¿Qué es la formación reticular?
Respuesta: Es simplemente, cualquier área de sustancia gris que no ha sido nombrada en diagramas. A medida que adquirimos más conocimientos, asignamos más nombres a ciertas áreas y el tamaño del área que conocemos como formación reticular va disminuyendo. Tiene funciones motoras y sensitivas importantes, incluyendo aquellas relacionadas con el Sistema Nervioso Autónomo, (p.ej. centros en la médula que controlan la frecuencia cardíaca y la presión sanguínea). Vías multisinápticas de un lado a otro de la formación reticular, del hipotálamo a la médula espinal, transportan información simpática. Por lo tanto, es posible adquirir un síndrome de Horner por una lesión del tallo cerebral.

Recientemente, la endorfina, químicos endógenos con actividad similar a la opiata (e.i. endorphins) y sus receptores han sido encontrados en varias áreas de la formación reticular, (p.ej. la sustancia gris que rodea el acueducto y las células a lo largo de la línea media del tallo cerebral). La implicación del sistema en el alivio del dolor es generalmente un tópico de gran interés.

CAPITULO 7:

CEREBELO, GANGLIO BASAL Y TALAMO:

Clínicamente no resulta importante el aprenderse de memoria y saberse las complicadas conecciones internas del tálamo, cerebelo y ganglio basal, por lo que no serán enfatizadas.

El Tálamo:

El tálamo es un relevo sensorial y un centro integrado que conecta con muchas areas del cerebro, incluyendo la corteza cerebral, ganglio basal, hipotálamo y tallo cerebral. Es capáz de percibir el dolor, aunque no es capáz de especificar su localización. Por ejemplo, pacientes con tumores en el tálamo, pueden experimentar

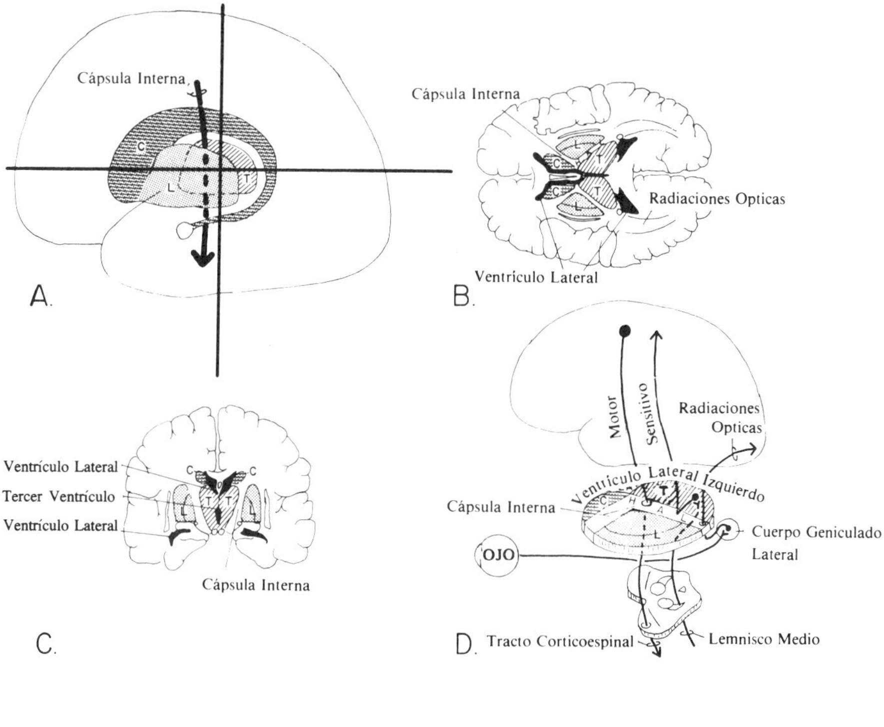

FIGURA 50: La cápsula interna y su relación con el núcleo caudado-(**C**); tálamo-(**T**), y el núcleo lentiforme-(**L**). **A** — vista lateral. **B** — corte horizontal al nivel indicado en A. **C** — corte transversal al nivel indicado en A. **D** — el curso del tracto motor mayor y el sensitivo. **H** — cabeza (head). **A** — brazo (arm) **L** — pierna (leg).

el "síndrome de dolor talámico", -una sensación vaga de dolor sin la habilidad de precisar su localización. Fibras sensitivas ascendiendo por el tallo cerebral, hacen sinapsis en el tallo y son entonces conducidas a la corteza cerebral, vía la cápsula interna. Fibras motoras descendiendo de la corteza, pasan al tallo cerebral, vía la cápsula interna sin hacer sinápsis en el tálamo. La figura 50 ilustra la anatomía de ésta región.

El importante núcleo talámico incluye: el núcleo ventral posterolateral (VPL), una región sináptica para el ascenso espinal de tractos sensoriales, (fig. 15); el núcleo ventral posteromedial (VPM), un área sináptica para el lemnisco trigeminal (fig. 27); el núcleo talámico anterio, el cual es parte del circuito de Papez (fig. 47); el núcleo ventral lateral (VL), el cual recibe información del cerebelo (fig. 51).

El núcleo lentiforme, (el putamen y el globus pallidus), se encuentran al lado de la cápsula interna; el núcleo caudado y el tálamo se encuentran en el centro. Nota en la figura 50-D, la distribución en la cápsula interna de las fibras de la cabeza, los brazos y las piernas.

El Cerebelo y el Ganglio Basal:

En lugar de enumerar las múltiples y complicadas conecciones del cerebro y el ganglio basal, resulta clínicamente más importante, el entender los tipos de síndromes clínicos que pueden ocurrir en estos dos sistemas. En general, la disfunción cerebelar está caracterizada por la lentificación de los movimientos voluntarios. Los desordenes del ganglio basal son más bien caracterizados por movimientos involuntarios sin sentido, que se producen inesperadamente.

Desordenes Cerebelosos:

1. **Ataxia** — lentificación de la postura y el caminar (el paso); tendencia a caer del mismo lado de la lesión; coordinación pobre de los movimientos; apreciación incorrecta de la distancia en los movimientos realizados para alcanzar un objeto, (dismetría); inhabilidad para realizar movimientos rápidos alternos (disdiacocinesia): tales como llevar el ritmo con un dedo; hablar vacilante, debido a la lentificación en el uso de los músculos del habla, resultando en sonidos irregularmente espaciados.
2. Disminución del lado afectado, de los reflejos de tendones.
3. **Astenia** — músculos se fatigan ("se cansan") más de lo normal.
4. **Tremor** — usualmente una intención temblorosa, (evidente durante los movimientos voluntarios).
5. **Nistagmo.**

Desordenes del Ganglio Basal:

1. **Parkinsonismo** — rigidez; temblor en reposo; facie de máscara (careta); marcha arrastrando los pies, asociada a la degeneración del ganglio basal y la sustancia negra.
2. **Corea** — contracciones musculares clónicas involuntarias e irregulares, (como por ejemplo en la "corea de Sydenham", encontrada en la fiebre reumática; "corea de Huntington", un desorden hereditario).
3. **Atetosis** — movimientos contínuos involuntarios, bastante lentos y extravagantes de los dedos y manos (muñecas), principalmente.
4. **Hemibalismo** — movimientos involuntarios, violentos y desordenados de una mitad del cuerpo (de una mano).

PREGUNTAS:

7-1. En la prueba de Romberg, se le pide al paciente que se mantenga de pie con los ojos cerrados. Si el paciente se balancea hacia el frente y hacia atrás, mientras tiene los ojos cerrados, pero no se balancea cuando los tiene abiertos, entonces la prueba de Romberg es "positiva". Normalmente este balanceo no debe presentarse ni siquiera cuando los ojos están cerrados. ¿En qué condición clínica se espera una prueba de Romberg "positiva"?
Respuesta: En defectos vestibulares o propioceptivos, por la siguiente razón. Para que una persona conserve el balance, necesita tener inalterados por lo menos, dos de los tres sentidos que contribuyen a mantener el equilibrio, -la visión, -el sentido vestibular y -el propioceptivo. Estas tres modalidades se abastecen en el cerebelo. Ya que si cualquiera de los sentidos -vestibular o propioceptivo- están defectuoso, el paciente se balanceará si también cierra los ojos. Uno puede distinguir un deficit propioceptivo de uno vestibular mediante un exámen neurológico. En un defecto propioceptivo, el paciente experimenta una dificultad en precisar si el examinador le está flexionando o extendiendo los dedos del pie. En un defecto vestibular, el paciente puede experimentar vértigo (la sensación de que el ambiente a su alrededor ó uno mismo está girando), nistagmo ó resultado anormal de la prueba calórica-fría.

7-2. ¿Podría un paciente con un defecto cerebelar puro, tener una prueba de Romberg "positiva"?
Respuesta: No. El paciente se balancearía con los ojos cerrados o abiertos, y la definición de la prueba de Romberg es bastante específica, (ver la pregunta 7-1).

7-3. Una lesión del núcleo rojo resulta en un tremor del brazo y la pierna derecha. ¿Qué núcleo está envuelto, el derecho o el izquierdo?
Respuesta: El núcleo rojo izquierdo. El cerebelo derecho controla el lado derecho del cuerpo. Parte de su mecanismo envuelve fibras que entran al pedúnculo cerebeloso superior y cruzan al núcleo rojo izquierdo. Las fibras eventualmente vuelven a cruzar (figura 51), al lado derecho. Por lo tanto una lesión del núcleo rojo izquierdo, resulta en un deficit del lado derecho.

7-4. Un paciente tiene una paresis derecha de las extremidades y porción inferior de la cara, (dolor, tacto, propioceptividad conciente) del lado derecho del cuerpo, y hemianopsia homónima derecha. ¿Cuál sería la mínima lesión responsable de esta sintomatología?
Respuesta: Borde posterior de la cápsula interna, incluyendo las radiaciones ópticas (ver Fig. &-D). Esto es una lesión común, a menudo provocada por un choque (e.i. stroke) en esta área, (p.ej. envolviendo las arterias coroideas o estriadas -Fig. 7).

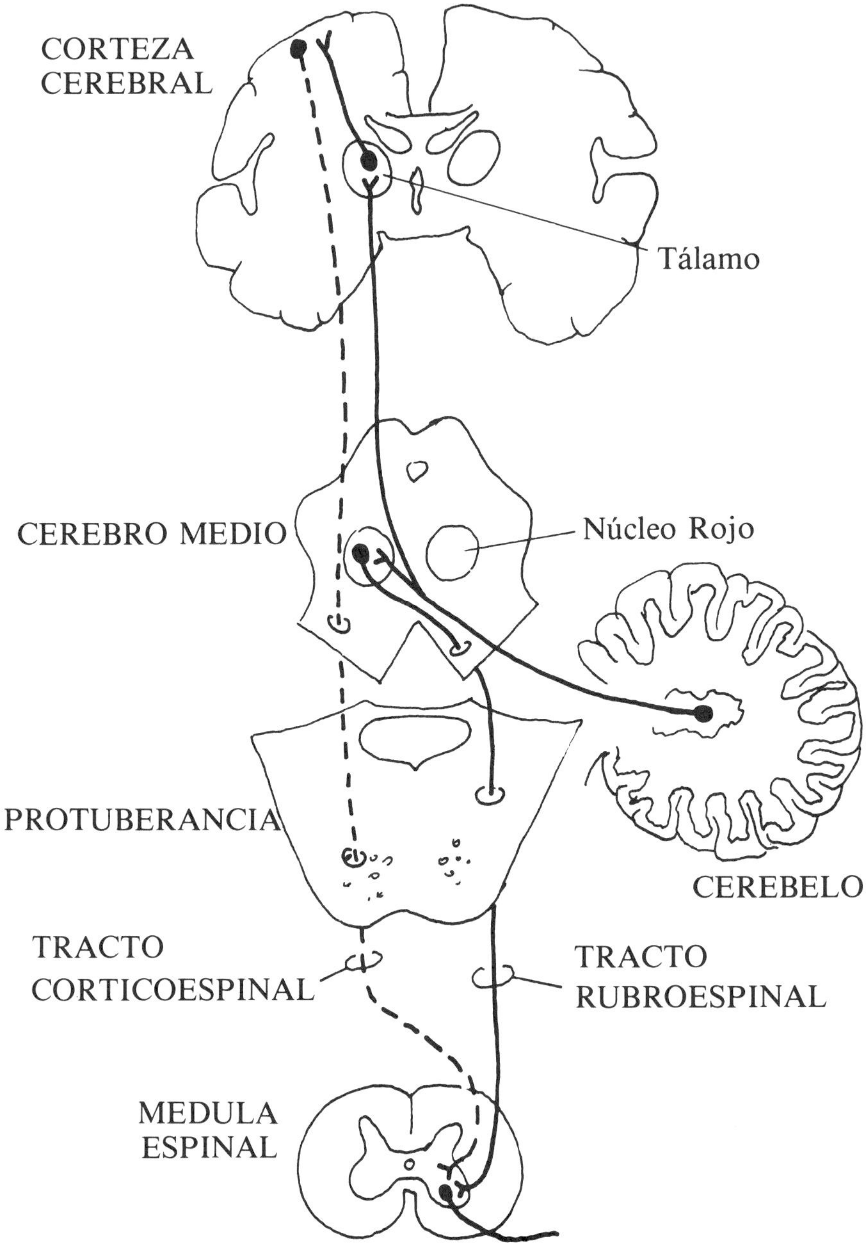

FIGURA 51: La relación entre el cerebelo y el núcleo Rojo. (modificado de Clark, R.G., Manter & Gatz's Essentials of Clínical Neuroanatomy &Neurophysiology, F.A. Davis Company, Philadelphia, 1975).

CAPITULO 8:

CORTEZA CEREBRAL:

Lesiones del sistema nervioso pueden conducir a niveles de disfunción simples o complejos, dependiendo del area envuelta. Por ejemplo, si uno le pide a un paciente que se ponga una camizeta, y su plexo braquial izquierdo está afectado, el paciente usará solo su brazo derecho, ya que su brazo izquierdo estará paralizado. El cerebelo y el ganglio basal representan un paso más adelante en los niveles de funcionamiento. Con una lesión cerebelar, el paciente realizará los actos más lentamente, con dismentría o tremor. En las lesiones del ganglio basal esto puede suceder inesperadamente, movimientos irrelevantes totalmente no planeados, más allá de la lentificación por ejemplo, un movimiento súbito como de caída, etc. En la corteza cerebral, a menos que la lesión esté en el area motora primaria donde podría ocurrir una parálisis, un nivel de disfunción más alto podría encontrarse, como podría ser, que el paciente trate de meter la cabeza en la manga de la camisa o que trate cualquiera otra orientación inadecuada e inacertada.

En el hablar, una lesión del NC-10 puede producir ronquera (disfunción laringea). Cuando los nervios craneales 10, 12 ó 7 están envueltos, puede haber dificultad para pronunciar los sonidos "KLM"; como por ejemplo: los sonidos "Kuh, Kuh, Kuh", prueban el paladal blando (NC-10), "LA, LA, LA", la lengua (NC-12), y "MI, MI, MI,", los labios (NC-7). Con lesiones en el area del habla de la corteza cerebral, el deficit puede envolver niveles más altos de la organización del habla, -el retardo de las palabras o la inclusión de excesivas o inapropiadas palabras. En distrubios pisquiátricos el nivel de disfunción es más alto con anormalidades en el patrón entero de organización de pensamientos.

Esto resulta similar para los tractos sensoriales. La anestesia simple puede resultar de lesiones entre la corteza sensitiva primaria y la periferia del cuerpo. En otras áreas del cerebro, el paciente puede tener dificultad para la comprensión de la información que se le suministra. Por ejemplo, una lesión del tracto óptico provoca una hemianopsía homónima. En lesiones del área cortical 18 y 19 el paciente puede ver pero puede que no reconozca lo que está mirando.

La incapacidad del complejo cerebral receptivo, se llama agnosia. La incapacidad del complejo cerebral motor, es conocida como apraxia. A menudo ambas resultan difícil de distinguir.

Cuando la función del lenguaje se ve envuelta, la incapacidad se denomina afasia. La afasia puede ser receptiva (como en el caso de la lectura y el escuchar) ó motora (como es el escribir y el hablar). Para que ocurra la afasia, la lesión debe estar en el hemisferio dominante, el hemisferio izquierdo en las personas diestras (derechas) y en muchas (aunque no en todas) las personas zurdas.

El área sombreada en la figura 52 indica la región de la corteza cerebral envuelta en la afasia. Las sub-divisiones de esta área son lógicas. Las lesiones de la parte anterior de esta area, cerca de la corteza motora tienden a producir afasia expresiva. Las lesiones mas posteriores, cerca de la corteza visual y auditiva, resultan en una afasia receptiva. Lesiones cercanas a la corteza visual resultan en la inhabilidad para leer (alexia). Las lesiones cerca de la corteza auditiva resultan en la incapacidad para comprender el habla. La dificultad para hablar puede ser producto de lesiones tanto de anteriores como de posteriores. Lesiones seguidas en las regiones más anteriores de la zona afásica, alteraciones en el habla, que tienden a ser poco fluídas, el paciente omitirá sonidos y conjunciones tales como; "pero", "o", y "y". En las regiones

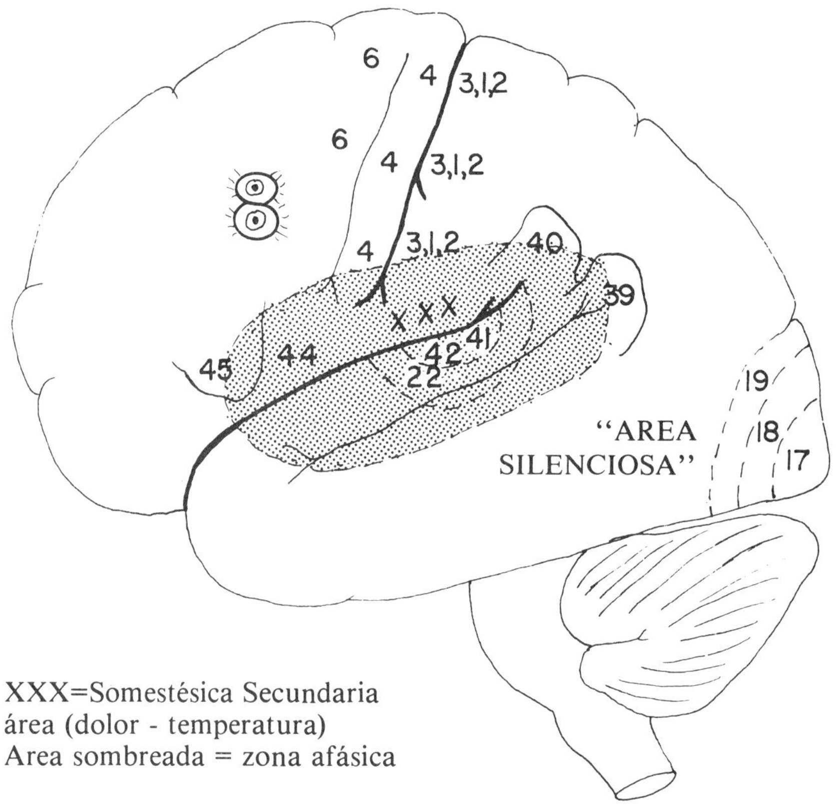

FIGURA 52: Principales regiones de cerebro.

más posteriores, sus palabras son bastantes o excesivas, pero el paciente intercalarápalabras substitutas inapropiadas, circumlocuciones y neologismos, -una ensalada de palabras-. Presumiblemente, esto se debe a que la habilidad para hablar depende de la habilidad para comprender lo que uno está diciendo. De ahí, que si el área afásica cerca de la corteza auditiva está envuelta, esto producirá a su vez un defecto en el habla.

Lesiones en las areas correspondientes de hemisferio no-dominante no producen afasia, si no más bien una inatención visual o auditavia al ambiente izquierdo o a la inconciencia general del concepto de "izquierda". El paciente puede negar que tenga un deficit neurológico a pesar de una hemiplejía densa, y de un defecto del campo visual izquierdo.

Regiones específicas corticocerebrales y los efectos de las lesiones son enlistadas a continuación.

Area 4 (el área motora primaria). Las lesiones producen inicialmente parálisis flácida seguida en algunos meses por una recuperación parcial de las funciones y un posible reflejo de Babinsky, un aumento profundo y espástico de los reflejos de tendones puede ocurrir si el área 6 está incluída (el área motora suplementaria).

Lesiones en el área 8 (los campos frontales del ojo) producen una dificultad en el movimiento voluntario del ojo hacia el lado opuesto.

Areas de la corteza frontal rostral a las áreas motoras están envueltas en las actividades de comportamiento complejo. Lesiones resultando en un cambio del juicio, del pensamiento abstracto, de la previsión y la discusión. Los síntomas pueden incluir irresponsabilidad para tratar asuntos cotidianos, hablar chavacano y comportamiento nebuloso.

Areas 44, 45 (área del habla, de Brocca). El paciente con lesión de esta área experimenta afasia motora, pero solo cuando el hemisferio dominante está envuelto. El paciente sabe lo que quiere decir, pero el habla es lenta, omitiendo muchas preposiciones y nombres.

AREAS 3, 1, 2 (área somestésica primaria). Lesiones a este nivel producen un deterioro contralateral del tracto, presión y propioceptividad. La sensación del dolor estará deteriorada si la lesión se encuentra en el área sensorial somestésica secundaria, (figura 52), la que recibe la información del dolor.

Areas 41, 42 (área auditiva). Lesiones unilaterales tienen poco efecto en la audición, dado a la representación bilateral de los tractos auditivos. Defectos auditivos significantes generalmente envuelven al NC-8, ó a su punto de entrada al tallo cerebral, ya que la representación bilateral comienza después de este punto.

Area 22 (área de Wernicke). Lesiones en el hemisferio dominante resultan en afasia auditiva. El paciente escucha, pero comete errores, sin saberlo o darse cuenta, debido a su incapacidad para comprender sus propias palabras.

Area 40 (Gyrus supremarginal). Lesiones en el hemisferio dominante resultan en agnosis tactil y propioceptiva, y una variedad de otros problemas, tales como confusión en la discriminación derecha-izquierda, disturbios en las imagenes corporales y afaxia, por el corte de impulsos hacia y desde tractos asociados que interconectan esta área con regiones circundantes.

Area 39 (Gyrus angular). Lesiones en el hemisferio dominante resultarían en alexia y agrafia (inhabilidad para leer y escribir).

Area 17, 18, 19. Una destrucción total de estas áreas, produce ceguera del campo visual contralateral. Lesiones de las área 18 y 19 solas, no producen ceguera, pero sí la dificultad para reconocer e identificar objetos (agnosia visual).

El área silenciosa se cree que funciona en el almacenamiento de información visual y auditiva, y está implicada en alucinaciones y sueños. Los tractos epilépticos originados en esta área, pueden estar asociados con amnesia de alucinaciones auditivas y el fenómeno de "deja vu".

CAPITULO 9: *REPASO CLINICO:*

9-1 ¿Qué principios generales son útiles en la determinación de la localización de una lesión a nivel de la corteza cerebral, o en la cápsula interna, cerebelo, ganglio basal, tallo cerebral, medula o nervio periférico?
Respuesta: Las lesiones cerebelosas o de ganglio basal, producen problemas motores, específicamente en aberraciones en la calidad de movimientos coordinados, en oposición a parálisis. La disfunción cerebelar está caracterizada por la lentificación de movimientos voluntarios, no intencionados.

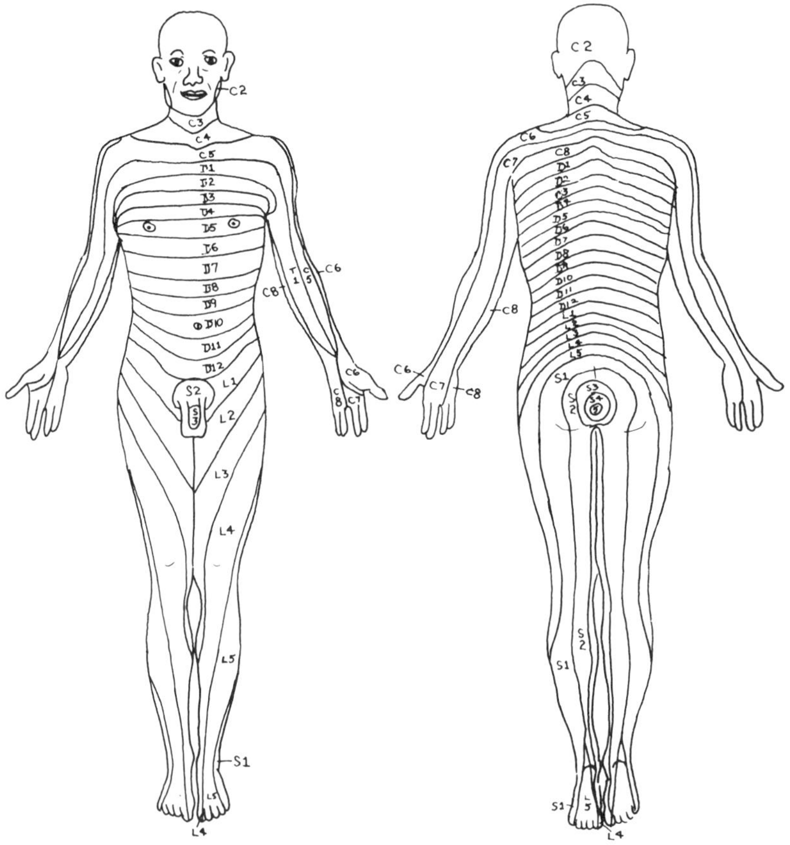

FIGURA 53:
Mapa ilustrativo de ''dermatoma'' del cuerpo humano. **C** — cervical. **D** — dorsal. **L** — lumbar. **S** — sacra.

Lesiones en la corteza cerebral y cápsula interna resultan en defectos sensitivos y motores confinados al ambiente contralateral. Puede resultar difícil el diferenciar una lesión en la corteza cerebral de una lesión en la cápsula interna. La presencia de una disfunción a un nivel más alto, particularmente una agnosia o apraxia, es más indicativo de una lesión de la corteza cerebral.

Lesiones unilaterales del tallo cerebral y de la medula espinal provocan defectos tanto ipsilaterales como contralaterales, debido al cruze de ciertos tractos y al no cruzamiento de otros. En la medula espinal, una lesión unilateral produce una parálisis ipsilateral y la pérdida contralateralmente de la discriminación del dolor y la temperatura, por debajo del nivel de la lesión. Una lesión unilateral del tallo cerebral produce una parálisis contralateral de la neurona motora superior y una pérdida contralateral de la discriminación propioceptiva y del dolor-temperatura por debajo de la cabeza y en defectos ipsilaterales del nervio craneal. La presencia del envolvimiento del nervio craneal significa que la lesión se localiza a un nivel por encima del foramen magnum. La presencia de un dolor radicular a lo largo de una extremidad sugiere que la lesión se localiza a un nivel por debajo del foramen magnum, pero debemos mencionar que dicho dolor puede también deberse incidentalmente a otros problemas no relacionados. La presencia de un defecto de nervio craneal en un lado y defectos de las modalidades motoras o sensitivas en la extremidad contralateral, confirma que la lesión se localiza a nivel del tallo cerebral y no en la corteza cerebral o la cápsula interna.

El daño de un nervio periférico produce un defecto motor y sensitivo ipsilateral. Lesiones de nervios periféricos pueden distinguirse de las lesiones de la cápsula interna y corticocerebrales, por la presencia de signos de la neurona motora inferior (ver página 22) y defectos motores y sensitivos a lo largo de la distribución de un "dermatoma", (figura 53).

En la diferenciación entre una lesión de la raíz de un nervio espinal y otra lesión de un nervio más periférico, debemos considerar varios puntos. El separar o romper la raíz de un solo nervio espinal, comúnmente resulta si acaso, en un pequeño defecto motor o sensitivo, debido a una distribución superpuesta de raíces adyacentes. Puede ser necesario romper o separar tres o más raíces para producir un defecto motor o sensitivo significante. Con algunas excepciones, la distribución de un "dermatoma" en la piel de varias raíces de nervios espinales sobrepasa la distribución muscular del mismo segmento de la medula espinal. Lesiones de la raíz de un nervio espinal produce un déficit que difiere de aquellas que siguen a las lesiones de plexos de nervios periféricos y otras extensiones periféricas de los nervios. Esto es una consecuencia del hecho de que un nervio periférico es una mezcla de fibras que surgen de varias raíces nerviosas.

Las figuras 54 y 55 ilustran los déficit característicos que surgen de las clasicas lesiones nerviosas periféricas.

9-2. Localiza las lesiones en las figuras 56 a 61, (las áreas sombreadas o coloreadas indican las regiones de déficit funcional).

FIGURA 54:

Nervio:	**Deterioro de funciones motoras con daño:**
Radial (C5-C8)	Extensión de codo y muñeca (el paciente tiene la muñeca caída); extensión de dedos y articulaciones metacarpo-falángicas; reflejo del tríceps.
Mediano (C6-D1)	Flexión de la muñeca, pulgar, índice y dedo del medio; oposición del pulgar; pronación del antebrazo; habilidad de la muñeca para doblarse hacia el lado radial (pulgar); atrofia de la eminencia tenar (bola del pulgar).
Cubital (C8-D1)	Flexión de la muñeca, del dedo anular y del meñique; habilidad de la muñeca para doblarse hacia el lado cubital (meñique); adducción y abducción de los dedos; atrofia de la eminencia hipotenar en la palma de la mano (en la base del dedo anular y meñique).
Músculo-Cutáneo (C5-C6)	Flexión del codo (bíceps); supinación del antebrazo; reflejo del bíceps.
Axilar (C5-C6)	Habilidad para mover el brazo hacia afuera; hacia adelante y hacia atrás, (atrofia deltoidea).
Serrato Mayor (Bell) (C5-C7)	Habilidad para elevar el brazo sobre el plano horizontal (paciente tiene la escápula elevada, fuera de posición normal).
Femoral (L2-L4)	Extensión y flexión de la rodilla, flexión de la cadera.
Obturador (L2-L4)	Adducción de la cadera (la pierna del paciente tira hacia afuera cuando camina).
Ciático (L4-S3)	Flexión de la rodilla además de otras funciones a lo largo de las ramas -de los nervios tibial y peroneo común).
-Tibial (L4-S3)	Inversión del pie; flexión plantar del tobillo (paciente arrastra los pies al caminar ya que el tobillo no se flexiona).
-Peroneo Común (L4-S2)	Eversión del pie; dorsiflexión del tobillo y los dedos del pie (paciente tiene una marcha ruidosa debido a la caida del pie). Este nervio se ve afectado comúnmente.

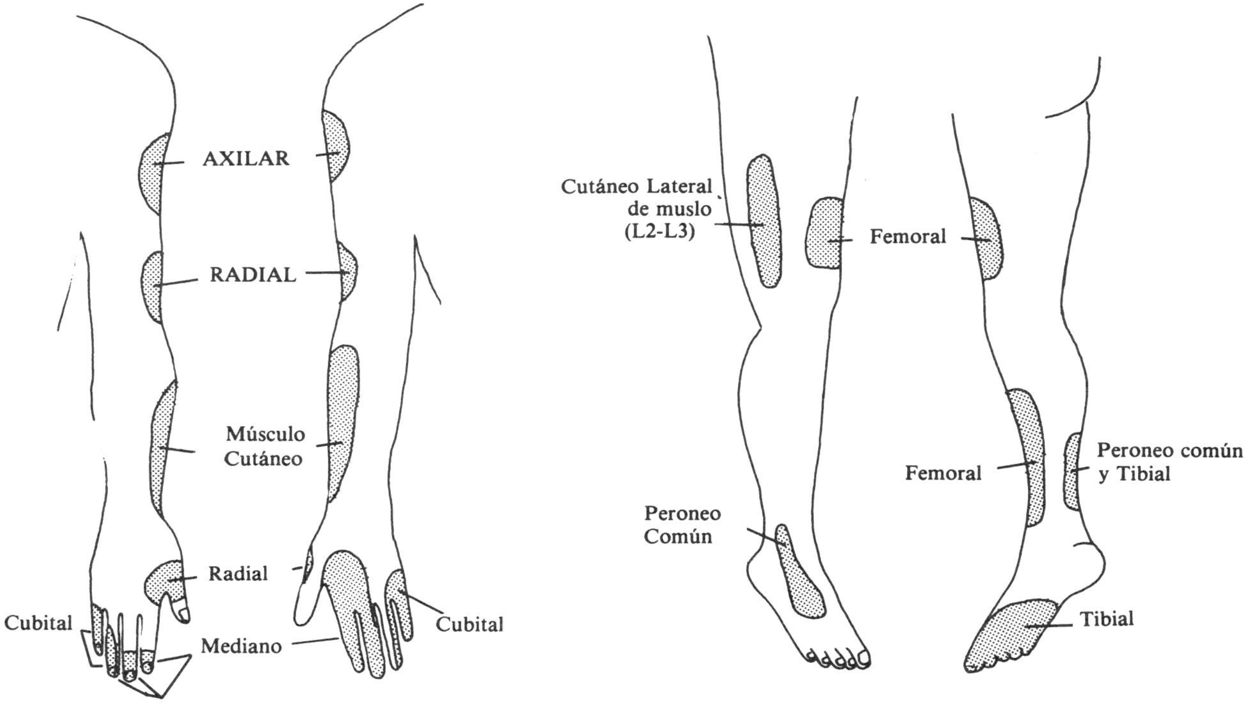

FIGURA 55: Defectos sensitivos que siguen a lesión de nervio periferico.

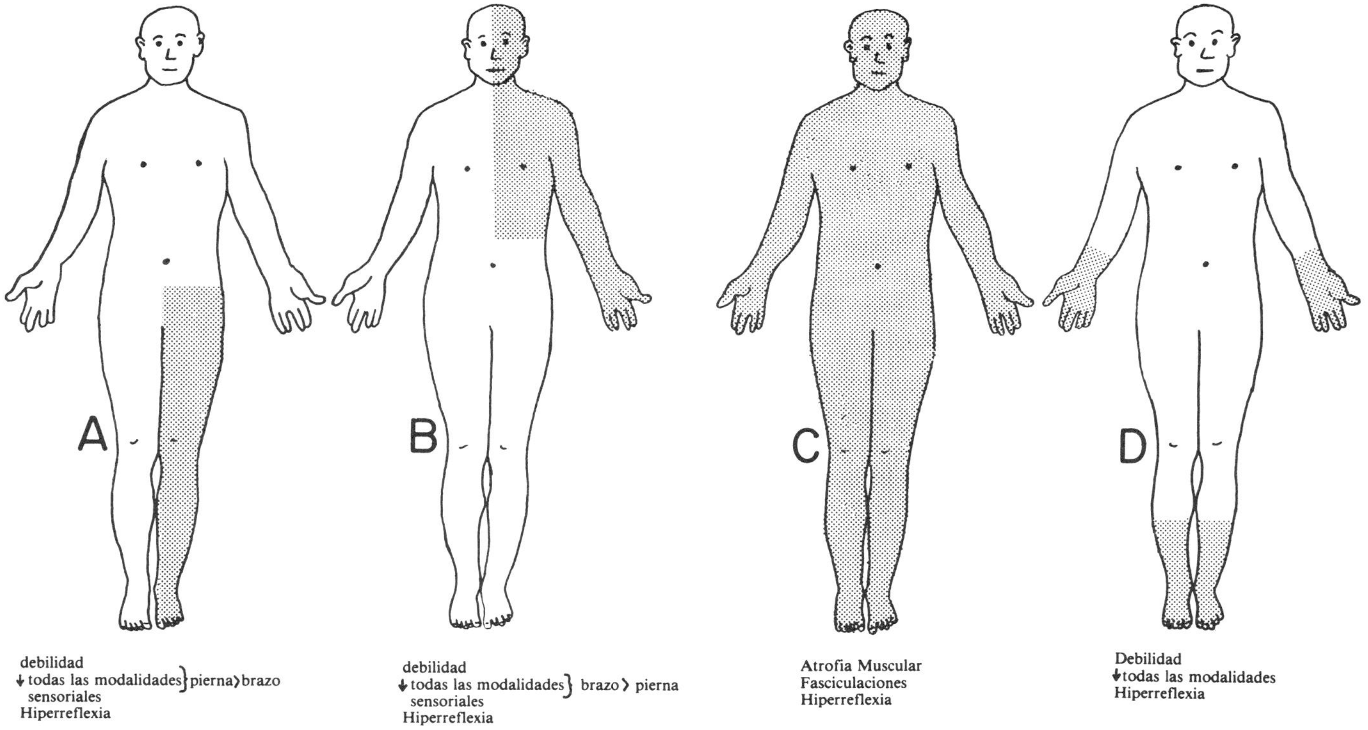
A
B
C
D
debilidad
↓ todas las modalidades sensoriales } pierna > brazo
Hiperreflexia
debilidad
↓ todas las modalidades sensoriales } brazo > pierna
Hiperreflexia
Atrofia Muscular
Fasciculaciones
Hiperreflexia
Debilidad
↓ todas las modalidades
Hiperreflexia

FIGURA 56:

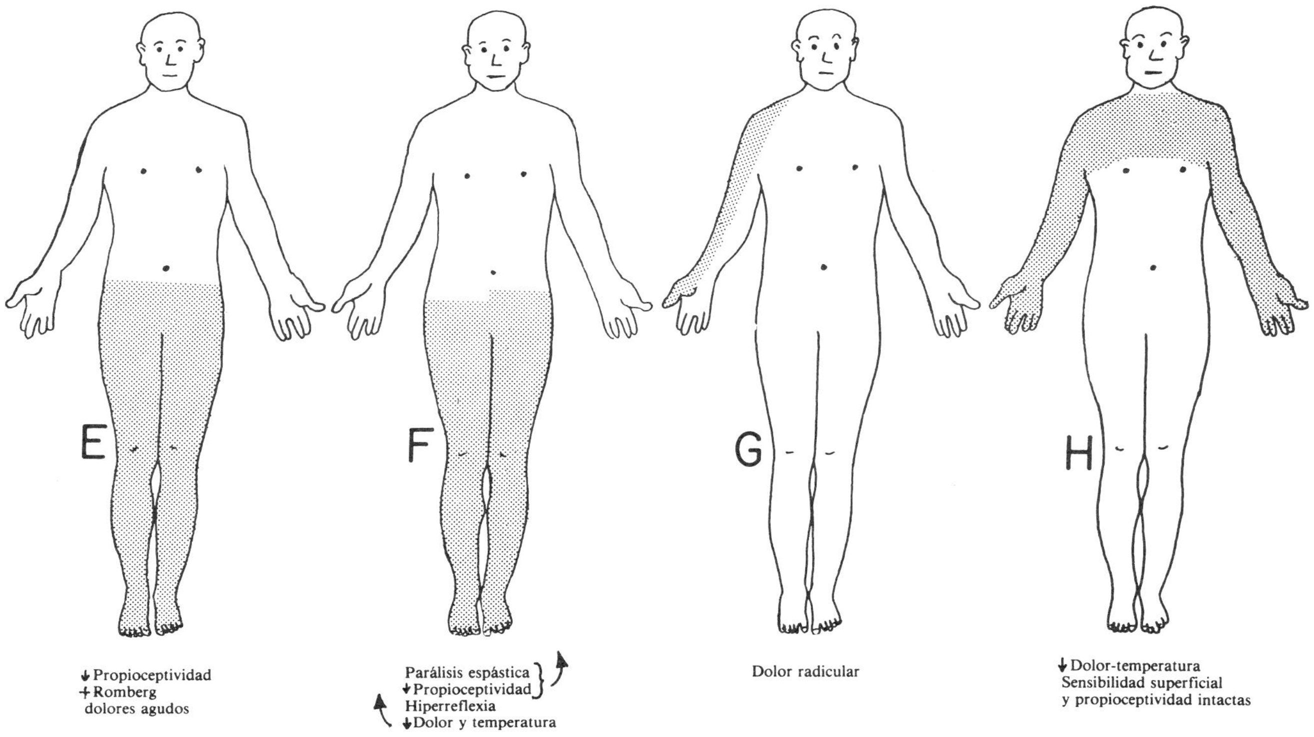
E
↓Propioceptividad
+Romberg
dolores agudos
F
Parálisis espástica
↓Propioceptividad
Hiperreflexia
↓Dolor y temperatura
G
Dolor radicular
H
↓Dolor-temperatura
Sensibilidad superficial
y propioceptividad intactas

FIGURA 57:

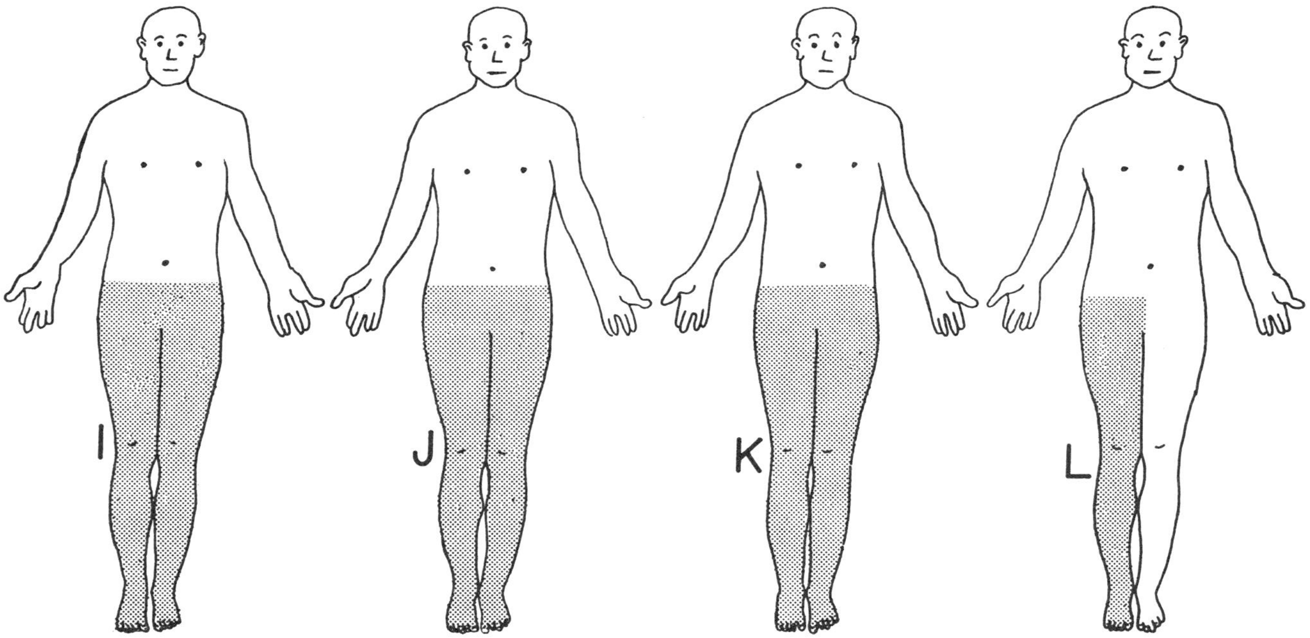

Parálisis espástica
Pérdida de todas las modalidades
Hiperreflexia

↓ Propioceptividad
Paresis
Hiperreflexia
Reflejo de Babinsky

Parálisis flácida (instalada rápidamente)
↓ todas las modalidades sensoriales

Parálisis
Atrofia muscular
Hiporreflexia

FIGURA 58:

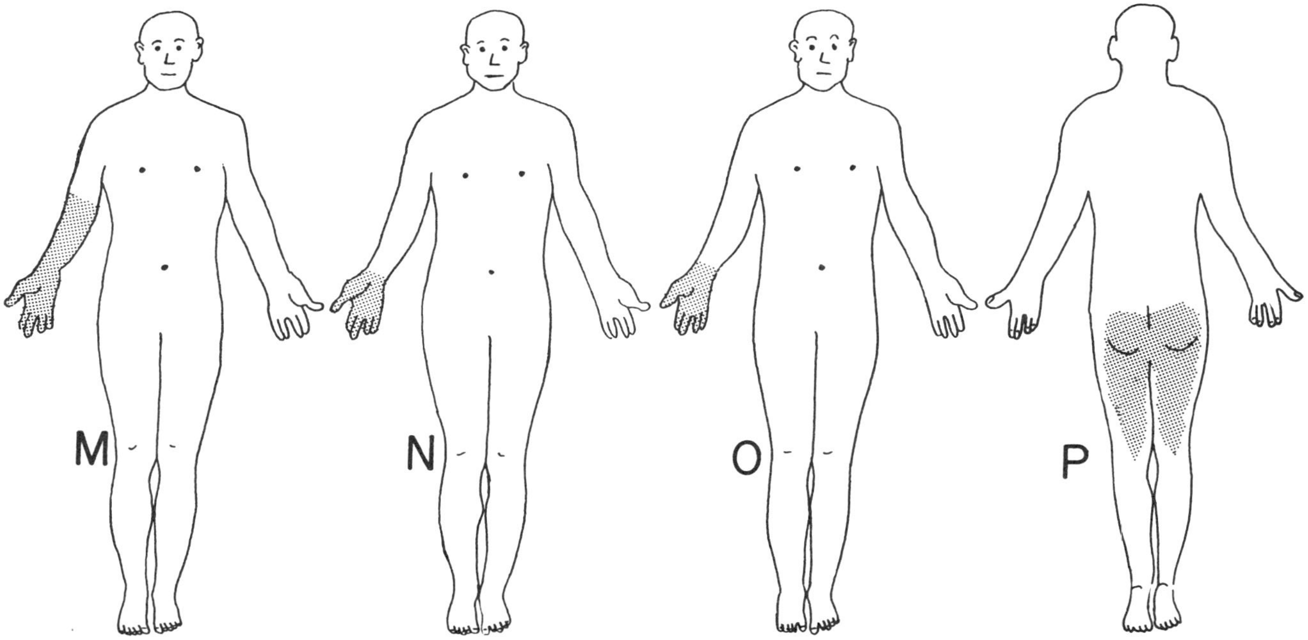

M
Debilidad -codo y muñeca en extensión
Entorpecimiento -dorso de la mano (aspecto radial)
↓ Reflejo del tríceps

N
Debilidad -flexión de muñeca, pulgar, índice y dedo del medio
Debilidad -oposición del pulgar
Atrofia de la eminencia tenar
Dolor -a lo largo sobre los dedos

O
Mano caída
Entorpecimiento -dedo meñique y aspecto cubital del dedo anular
Atrofia -eminencia hipotenar

P
↓ todas las modalidades sensoriales
Atrofia
Impotencia

FIGURA 59:

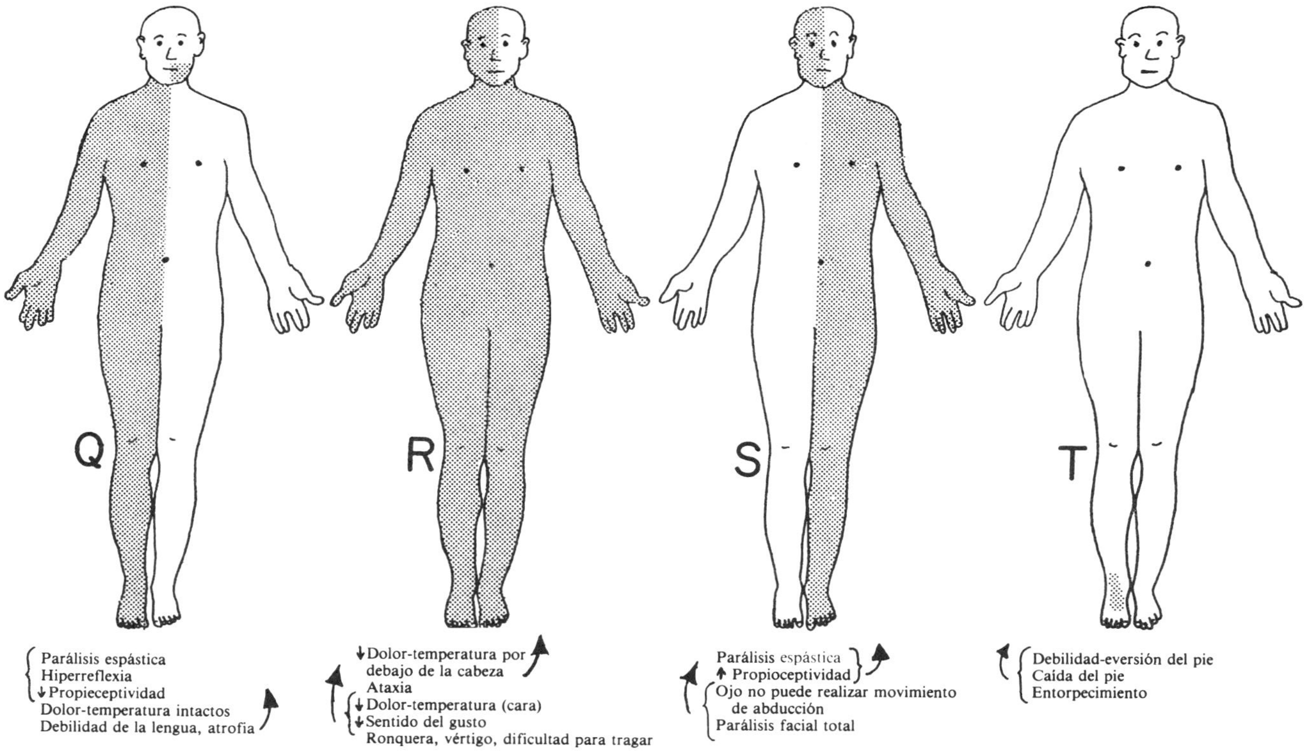
Q
R
S
T
Parálisis espástica
Hiperreflexia
↓Propieceptividad
Dolor-temperatura intactos
Debilidad de la lengua, atrofia
↓Dolor-temperatura por debajo de la cabeza
Ataxia
↓Dolor-temperatura (cara)
↓Sentido del gusto
Ronquera, vértigo, dificultad para tragar
Parálisis espástica
↑ Propioceptividad
Ojo no puede realizar movimiento de abducción
Parálisis facial total
Debilidad-eversión del pie
Caída del pie
Entorpecimiento

FIGURA 60 :

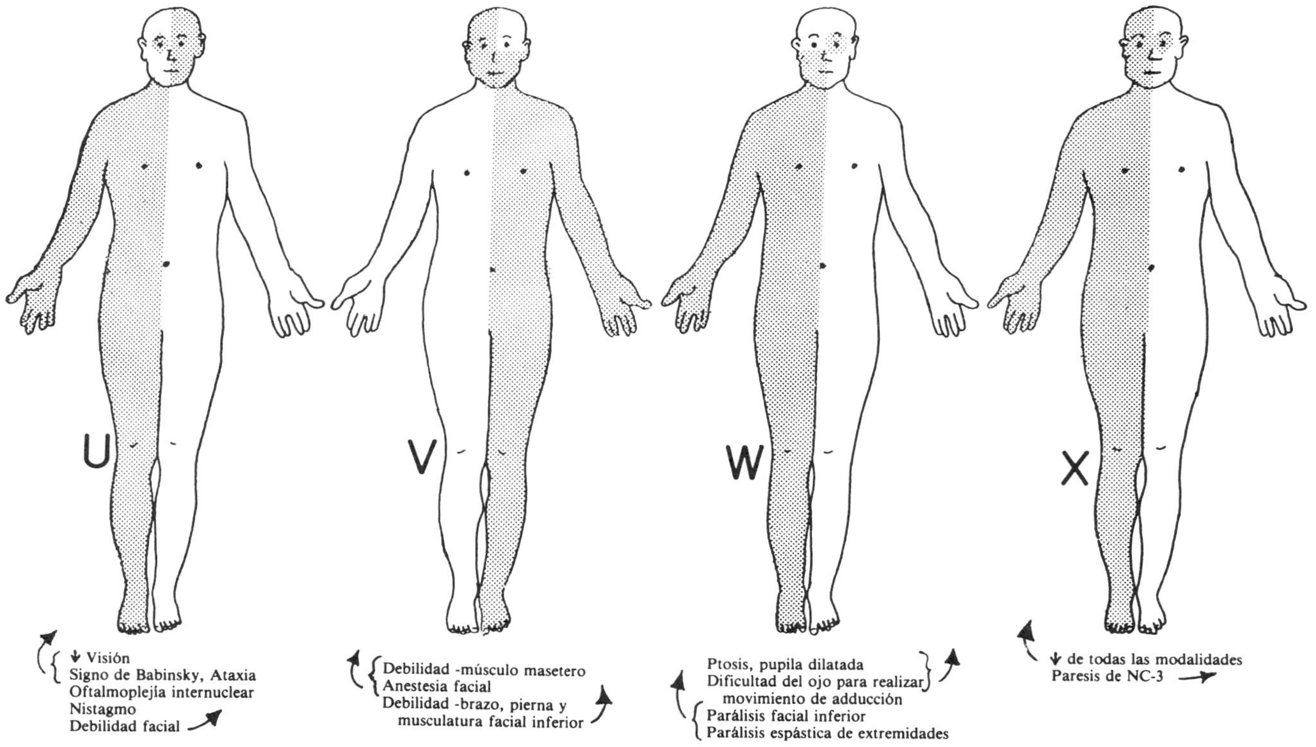
U
V
W
X
↓ Visión
Signo de Babinsky, Ataxia
Oftalmoplejía internuclear
Nistagmo
Debilidad facial
Debilidad -músculo masetero
Anestesia facial
Debilidad -brazo, pierna y musculatura facial inferior
Ptosis, pupila dilatada
Dificultad del ojo para realizar movimiento de adducción
Parálisis facial inferior
Parálisis espástica de extremidades
↓ de todas las modalidades
Paresis de NC-3

FIGURA 61:

Respuesta a figuras 56 a 61:

A. Arteria cerebral anterior derecha (ver figuras 7,8).
B. Arteria cerebral media derecha (ver figuras 7,8).
C. Esclerosis aminotrófica lateral (ver figura 18-A). Comúnmente se ven afectadas primero las extremidades distales.
D. Neuropatía periférica (ver pregunta 3-5B).
E. Sífilis terciaria (tabes dorsalis). Comúnmente son menos afectadas las extremidades superiores (ver figura 18-B).
F. Hemisección de la medula espinal (síndrome de Brown-Sequard) en la izquierda, a nivel de D-11 (ver figura 15 y pregunta 3-1).
G. Dolor radicular, raíces cervicales C5-C6.
H. Siringomielia C5-D2 (ver figura 18-F y pregunta 3-3). Comúnmente se ven mas afectados los niveles cervicales, a menudo con atrofia de los músculos pequeños de la mano.
I. Transección total de la medula espinal, D-11. El deficit puede también resultar de un tumor en la línea media a nivel del surco central, pero el deficit a la larga probablemente será menos denso que aquel producido por una transección de la médula.
J. Anemia perniciosa. Comunmente se presenta con adormecimiento y punzada de dolor, comezón de la porción distal de todas las extremidades, secundario al envolvimiento de nervio periférico, (ver figura 18-C).
K. Síndrome de Gillain Barre. Comúnmente asciende a las extremidades superiores y cara, luego de afectar las extremidades inferiores, (ver figura 18-E).
L. Polio (ver figura 18-D).
M. Daño del nervio Radial.
N. Compromiso del nervio Mediano. Cuando el daño está a nivel de la muñeca (como por ejemplo, en el síndrome del tunel carpal), la flexión no está afectada.
O. Lesión del nervio Cubital.
P. Lesión de la "cola de caballo", S2-S4.
Q. Lesión izquierda de la medula, (ver pregunta 5-3B).
R. Síndrome de la arteria cerebelar postero-inferior, (ver pregunta 5-3C). Además puede causar pérdida de la sensibilidad para dolor y temperatura en la cara, si el lemnisco trigeminal está envuelto, (ver página 45 y figura 27).
S. Lesión derecha de la protuberancia caudal, (ver pregunta 5-3F).
T. Daño del nervio peroneo común.
U. Esclerosis múltiple, (no es posible lesión única).
V. Lesión derecha de la protuberancia (ver pregunta 5-3H).
W. Lesión izquierda del cerebro medio, (ver pregunta 5-3I).
X. Lesión izquierda del cerebro medio, (ver pregunta 5-3J).

9-3. ¿Cuál es la diferencia entre la "simulación" y la histeria?

Respuesta: La "simulación" es un fingimiento a voluntad de los síntomas. Los síntomas histericos son psicológicos y reales en la mente del paciente; aunque la examinación psicológica no tiene sentido. La "simulación" puede ser difícil de distinguir de la histeria y en ocasiones es mejor el simplemente etiquetar la condición como una "no-fisiológica".

Un paciente puede tener una lesión orgánica sobreañadida a la histeria. Una hemiparesis izquierda puede tener base orgánica y estar acompañada por una colección de síntomas no fisiológicos de cefaleas en el lado izquierdo y pérdida del olfato, la audición, la visión y el gusto del lado izquierdo. La presencia de algunos síntomas no fisiológicos acompañantes, no deberá conducir al examinador a pasar por alto la condición total del paciente como una no-fisiológica.

VOCABULARIO:

A

Anestesia: ausencia de sensación.

Aneurisma: bolsa formada por la dilatación de las paredes de una arteria o vena y llena de sangre circulante.

Aparato vestibular: el mecanismo sensible que tiene que ver con el balance del cuerpo en el oído interno.

Area de Brodmann: clasificación de áreas de la corteza cerebral, de acuerdo a números asignados.

Arteria Braquial: mayor arteria de la extremidad superior, rama de la arteria Subclavia.

Arterias Intercostales: las arterias que corren entre las costillas. Estas dan ramas a la Medula espinal.

Audio, daño neuronal del . . .: deficit auditivo resultante del daño a CN-8.

B

Babinski, reflejo de . . .: reflejo anormal en el cual el dedo gordo del pie, se mueve hacia arriba y los dedos restantes del pie se abren en abanico mientras se acaricia la superficie plantar latero-externa del pie. En general significa una lesión motora neuronal alta.

Bilateral: ambos lados del cuerpo.

C

Campo visual: porción del espacio que el ojo fijo puede ver.

Choque: una prolongada o permanente pérdida de las funciones de un área en el cerebro, resultante de la interrupción del riego sanguíneo.

Circunlocución: el empleo de muchas palabras para expresar lo que se puede decir en una o dos palabras.

Cola de caballo: conjunto de raíces nerviosas, sacras y coccígeas, al final de la medula espinal.

Columna intermediolateral: la zona autónoma de la medula espinal de sustancia gris.

Columna posterior: el fascículo de Gracilis y el fascículo de Cuneatus.

Coma: estado de sopor profundo con abolición del conocimiento, sensibilidad y motilidad que aparece en ciertas enfermedades y después de un traumatismo grave.

Conducto auditivo, daño del . . .: déficit auditivo resultante de un defecto mecánico en la transmisión del sonido entre el oído externo y el aparato neuro-sensorial (en oposición a la pérdida neuronal del audio).

Contralateral: el lado opuesto del cuerpo.

Convergencia: desviación de los ejes visuales, uno hacia el otro.

Corteza cerebral: capa externa del cerebro (pallium o manto) compuesto principalmente de sustancia gris, o cinérea.

D

Dermatoma: segmento cutáneo inervado por el correspondiente segmento espinal, (Fig. 53).

Diencefalo: tálamo, hipotálamo, epitálamo y subtálamo.

Dilatación: expansión.

Dolor radicular: dolor a lo largo de la distribución de la raíz de un nervio o de su tronco primario.

E

Estereognosis: facultad de reconocer la naturaleza de los objetos por su forma y consistencia con los ojos cerrados.

Estupor: grado de entorpecimiento y depresión de la conciencia entre letargo y el coma.

F

Fasciculación: encojimiento brusco de un músculo acompañado de lesión motora del nervio perisférico correspondiente.

Fascículo: haz o grupo regular de fibras musculares o nerviosas.

Fenómeno de Deja-Vu: es la impresión de vivir nuevamente una experiencia pasada.

Fibrilación: fina, raramente visible, encojecimiento de fibras musculares separadas acompañada de lesión motora del nervio periférico correspondiente.

Fisura calcarina: fisura horizontal en la parte central del lóbulo Occipital. Separa la proyección de la retina superior (arriba) y la retina inferior (abajo).

Fisura interpalpebral: espacio entre el párpado superior y el inferior.

G

Ganglio basal: denominación común de algunos organos situados debajo de la corteza cerebral, a saber; el tálamo, los cuerpos estriados, los tubérculos cuadrigéminos, el tubérculo cinéreo y los cuerpos geniculados.

H

Hemianopsia bitemporal: ceguera en el lado temporal del campo visual de ambos ojos.

Hemianopsia homónima: hemianopsia en la que el sujeto ve con ambos ojos la misma mitad del campo visual.

Hemiplejía: parálisis de las extremidades en un solo lado del cuerpo.

Hiperpirexia: elevación de la tempertura del cuerpo.

Hiperreflexia: exageración de los reflejos.

Hiporeflexia: disminución de los reflejos.

Homunculus: la representación al revés del cuerpo humano en la corteza cerebral.

Huecillos del oido: pequeños huesos del oído que transmiten el sonido, (martillo, yunque, estribo y lenticular).

I

Infartación: una región de tejido muerto, resultante de la obstrucción de la circulación local.

L

Lesión: daño.

Letargo: torpeza, enajecimiento del ánimo.

M

Medial: que se acerca a la línea media.

Membrana timpánica: membrana vibratoria que separa el oído externo del oído medio.

Meninges: capas mas externas que recubren el Sistema Nervioso Central (piamadre, aracnoides y duramadre).

Meningitis: inflamación de las meninges.

Miosis: contracción de la pupila.

Mirada coordinada: el movimiento simétrico de los ojos en determinada dirección.

N

Neologismo: el empleo de una palabra nueva o de una vieja con un significado nuevo.

Neuroma acústico: tumor de los elementos de la célula de Schwann del nervio auditivo.

Neurona: célula nerviosa.

Núcleo mesencefálico (de 5): o Núcleo de Spitzka - es la parte mas anterior de los núcleos sensores de CN-5.

O

Olfato: el sentido de oler.

Oliva: el núcleo olivar inferior en la medula.

P

Parálisis espasmódica: caracterizada por la rigidez muscular y exaltación de los reflejos tendinosos. Se observa un movimiento y contracción muscular involuntaria, consistente y prolongada de los músculos afectados.

Parálisis flácida: parálisis en la cual los músculos afectados están faltos de rigidez, con ligera resistencia a los movimientos pasivos.

Paresis: debilidad parcial, algo parecido a la parálisis (solo que ésta última es total).

Pliegue nasolabial: la piel forma pliegues que se extienden de la nariz a un punto lateral en la esquina de la boca.

Pretectum: area que justamente le sigue a la región superficial del colículo superior.

Propioceptivo: la habilidad de sentir la posición y los movimientos de las extremidades y del cuerpo con los ojos cerrados.

Ptosis: caída del párpado

R

Reflejo: movimiento involuntario, como resultado a un estímulo (Ej: el Biceps se contrae en respuesta a la percución del tendón del Biceps).

Retina: membrana del ojo, neurosensible a la luz.

Retrogrando: en dirección contraria.

S

Sagital: en un plano paralelo a la línea que divida a un animal en dos mitades iguales, una derecha y la otra izquierda.

Síndrome de Horner: miosis, ptosis palpebral, enoftalmia y anhidrosis, producidas por parálisis del simpático cervical.

T

Tracto cortico-bulbar: la vía motora entre el área motora de la corteza cerebral y el núcleo del tallo cerebral.

U

Uncus: una porción del lóbulo temporal relacionada con el sentido del olfato. El "secuestro epiléptico" en esta area está caracterizado por olores desagradables. El Uncus queda cerca de CN-3, lo que puede presionarlo y lesionarlo produciendose una subsiguiente hemorragia que obliga al Uncus a herniarse contra el tallo cerebral.

Unilateral: de un solo lado.

INDICE